切脉针灸

黄帝内经针法

主编 俞云

副主编 杨志敏 彭桂原

编委 张海波 张国雄 陈秀华
刘泽银 甄宏鹏 吕渭辉
陈延
杨朝杰

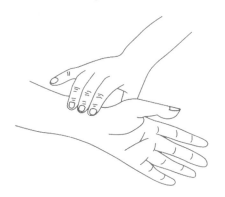

人民卫生出版社

图书在版编目（CIP）数据

切脉针灸：黄帝内经针法 / 俞云主编 . —北京：人民卫生出版社，2013

ISBN 978-7-117-17344-5

I. ①切… Ⅱ. ①俞… Ⅲ. ①脉诊②针灸疗法 Ⅳ. ①R241.2 ②R245

中国版本图书馆 CIP 数据核字（2013）第 102468 号

人卫智网	www.ipmph.com	医学教育、学术、考试、健康，购书智慧智能综合服务平台
人卫官网	www.pmph.com	人卫官方资讯发布平台

切 脉 针 灸
黄帝内经针法

主　　编：俞　云
出版发行：人民卫生出版社（中继线 010-59780011）
地　　址：北京市朝阳区潘家园南里 19 号
邮　　编：100021
E - mail：pmph @ pmph.com
购书热线：010-59787592　010-59787584　010-65264830
印　　刷：北京铭成印刷有限公司
经　　销：新华书店
开　　本：787×1092　1/16　印张：12　插页：8
字　　数：203 千字
版　　次：2013 年 6 月第 1 版　2024 年 3 月第 1 版第 12 次印刷
标准书号：ISBN 978-7-117-17344-5
定　　价：43.00 元
打击盗版举报电话：010-59787491　E-mail：WQ @ pmph.com
质量问题联系电话：010-59787234　E-mail：zhiliang @ pmph.com
数字融合服务电话：4001118166　E-mail：zengzhi @ pmph.com

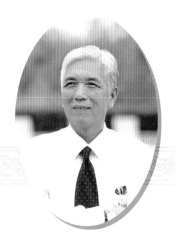

俞云教授近照

主编简介

　　俞云,男,教授,1940年出生于江苏省苏州市。1964年毕业于徐州医学院,曾在上海市第一医学院附属儿科医院、上海市肿瘤医院从事西医、中医、针灸医疗工作,并深入研究中医切脉针灸治癌;1983年春出国定居西班牙至今,继续从事切脉针灸治疗疑难杂症及癌症的研究。曾任中华医学会上海市针灸治癌协作组组长,1993年被聘为上海市气功学会及上海市激光研究所的医学技术顾问,1996年被聘为美国中国医学科学院名誉教授及世界中西医结合学会常务理事。现为西班牙切脉针灸研究所所长,广东省中医院主任导师,上海市针灸经络中心研究员,国际针灸及东方医学杂志常务编辑。作为海外赤子,他心向祖国,想的是如何能更好地把经得起临床验证的中医学传承下去,于2005年受邀来到广东省中医院,以师带徒的方式传承中医、传述"切脉针灸",培养了一大批熟谙经典、技术精湛的中医人才,为此获得中华中医药学会"首届中医药传承特别贡献奖"。

　　著有《切脉针灸治癌》一书,并在国内外医学杂志发表多篇有关切脉针灸治癌的文章。曾多次应邀出席国际针灸大会并作大会发言,1998年应邀出席美国旧金山第七届世界中医针灸大会时因作"切脉针灸治癌"专题报告,荣获大会特别奖。技术特长:"切脉针灸"配用中草药,研究治疗各种疑难杂症、癌症。

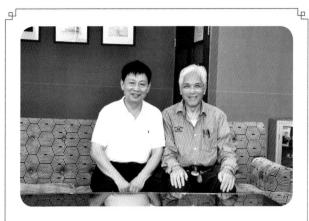

广东省中医院吕玉波院长与俞云教授

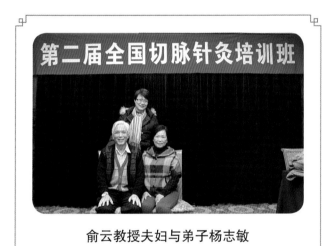

俞云教授夫妇与弟子杨志敏

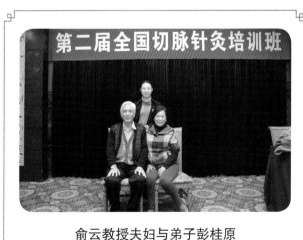

俞云教授夫妇与弟子彭桂原

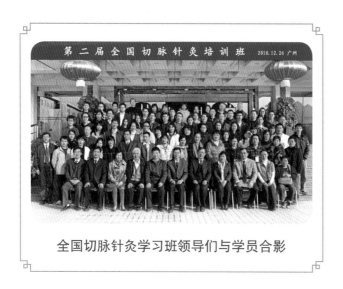

全国切脉针灸学习班领导们与学员合影

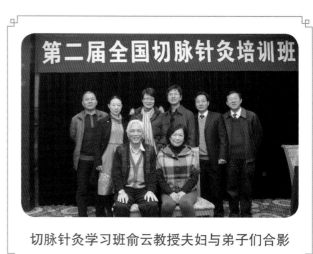

切脉针灸学习班俞云教授夫妇与弟子们合影

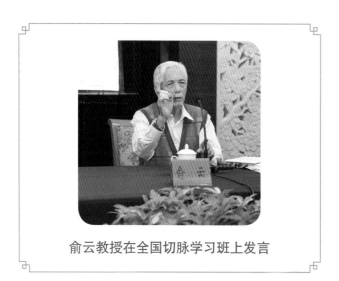

俞云教授在全国切脉学习班上发言

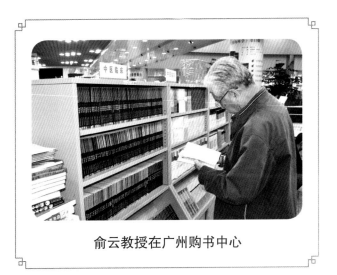

俞云教授在广州购书中心

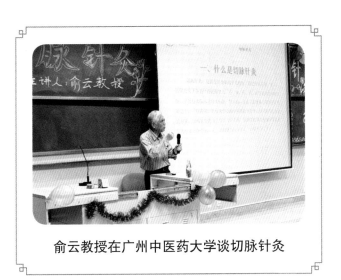

俞云教授在广州中医药大学谈切脉针灸

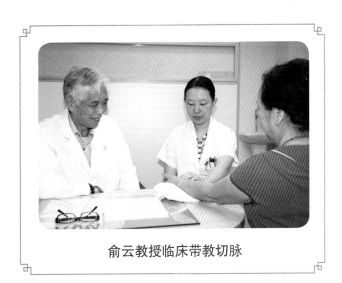

俞云教授临床带教切脉

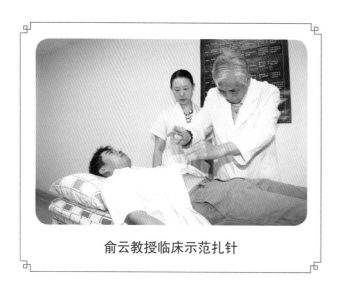

俞云教授临床示范扎针

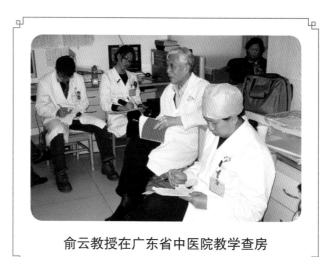

俞云教授在广东省中医院教学查房

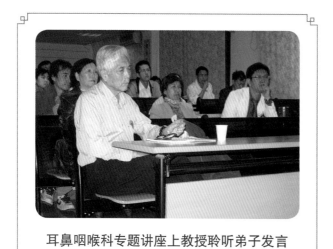

耳鼻咽喉科专题讲座上教授聆听弟子发言

序 言

　　中医之道,理义渊深,玄奥高妙。阴阳消长之机,五行生克之理,原禀乎天地之大道,具不名之德,立不言之功,孰能观物象以穷其理,辨气味而致其知? 故非怀抱仁慈、秉赋圣智者不能阐发微旨;非天资颖悟者不可以语医;非道德淳朴者不可以学医;非博极群书者不可以论医。俞云先生,素潜心于中医之道,究《灵》《素》问答之旨,察叔和诊视之要,以切脉针灸之术蜚声于海外多年。凡得顽疾如癌症之患者,俞老先生以切脉明阴阳气血虚实,随证施以针灸之术,多有效验。又诸多奇疾而医药罔效者,沉疴立起。读俞老先生之切脉针灸,欲以其意识患者之意,以其神触针灸之奥。思其论点,出新意于窠臼之中,不越法度;揣摩其术,发奇思于理趣之极,道法自然。观其治病之妙,轻重系于毫厘,而获效于顷刻,神乎其技哉! 而况乎能集一生之经验,使蕴蓄于胸中之术吐露于毫端者,可谓厥功至伟。是书即成,使学者有所取法观摩,庶不致临证有望洋之叹,则又确实济世之慈航。余嘉其术精而理明,故为之序。

国家“973 计划”首席科学家

中 国 针 灸 学 会 副 会 长

广 州 中 医 药 大 学 副 校 长

2012 年 8 月

前　言

　　切脉针灸是笔者通过遍访有切脉经验的医家,发掘出源于《黄帝内经》的针灸理论,并结合自己多年的临床经验而研究出的治疗方法。切脉针灸的主要优势:切脉指导辨证,切脉指导针刺取穴,切脉指导针刺手法,切脉指导针刺补泻,切脉判断针灸疗效,此外,切脉可以克服针灸的盲目性,解决针灸疲劳现象,达到次次有效,提高治疗疑难杂症的疗效。

　　"切脉针灸"发源于中医经典古籍,集中华传统医学切脉辨证施治之所长,深入探寻高效快捷而操作简便的针灸治病方法。"切脉针灸"安全微痛,金针银针搭配治疗,创新补泻法,自临床应用以来屡获奇效,大大提高了临床治病效率,尤其是治疗肿瘤、痛症等重病、疑难病、慢性病,常有针入病减之奇效。

　　本书理论联系实际,与临床紧密结合,并特别列举了较多的临床案例,实用性强,其理论方法可直接应用于临床第一线,适合于从事中医、针灸工作的专业人员和业余针灸爱好者学习应用。

2012 年 8 月

目 录

绪论 ……………………………………………………………………… 1

    一、谈谈切脉针灸 ……………………………………………… 1

    二、谈谈中医脉学 ……………………………………………… 2

第一章　脉学基础 ……………………………………………………… 4

  第一节　切脉方法 …………………………………………………… 4

  第二节　切脉部位 …………………………………………………… 5

    一、《素问·三部九候论》:十二经络 ……………………………… 5

    二、人迎与寸口脉 …………………………………………… 5

    三、《伤寒论》:三部诊脉法 ………………………………………… 6

    四、脏腑脉位 …………………………………………………… 8

  第三节　脉象分类 …………………………………………………… 8

  第四节　二十七种脉及脉象鉴别 ………………………………… 9

第二章　针灸学基础 …………………………………………………… 13

  第一节　中医基础理论与针灸学 ………………………………… 13

    一、阴阳五行与针灸 ………………………………………… 13

    二、四诊八纲与针灸 ………………………………………… 15

  第二节　针灸注意事项 …………………………………………… 16

　　一、针刺法 ···16

　　二、灸治法 ···18

　　三、针灸禁忌 ···19

　第三节　针具选择与灸法运用··························19

　　一、针具选择 ···19

　　二、灸法的运用 ···19

　第四节　经络与腧穴·····································20

　　一、十四经彩色图···21

　　二、腧穴总论 ···25

　　附1:常用穴位···30

　　附2:经外奇穴···58

　　附3:其他常用奇穴··62

　　三、经络分布规律···64

　　四、十二经穴主治纲要····································64

　　五、奇经八脉 ···65

　　六、十二正经的临床应用·································67

　　附:常规针灸经络的临床应用·························68

　　七、经络病症 ···70

　　八、按症归经临床应用举例···························73

第三章　切脉针灸临床应用·································75

　第一节　脉学纲领——浮沉数迟·····················76

　第二节　切脉三要素:有胃气、有根、有神 ·········79

　第三节　切脉辨八纲·····································79

　第四节　脏腑病的切脉针灸··························80

　　一、脏腑与脉位 ···80

　　二、脏腑与取穴 ···81

　第五节　分部脉的取穴原则··························85

　第六节　切脉针灸与经络··························85

　　一、如何通过切脉诊断经络的异常···············86

　　二、经络补泻 ···88

　　三、切脉指导针刺补泻····································88

四、切脉判断针灸疗效 ………………………………………………89

五、切脉针灸第一针 …………………………………………………91

六、病因取穴 …………………………………………………………93

第七节　切脉针灸止痛………………………………………………94

第八节　切脉针灸治疗咳嗽…………………………………………97

第九节　切脉针灸治疗妇科疾病………………………………… 100

一、崩漏 …………………………………………………………… 102

二、闭经 …………………………………………………………… 103

三、痛经 …………………………………………………………… 103

四、妇科肿瘤 ……………………………………………………… 104

第十节　对于中医辨证论治的认识……………………………… 105

附1:中医的十大辨证 ……………………………………… 105

附2:病案15则选录 ………………………………………… 106

第四章　切脉针灸治癌……………………………………………… 128

第一节　切脉针灸治疗良性肿瘤………………………………… 130

一、脂肪瘤 ………………………………………………………… 130

二、子宫肌瘤 ……………………………………………………… 131

三、脑垂体瘤 ……………………………………………………… 134

第二节　切脉针灸治癌…………………………………………… 137

一、食管癌 ………………………………………………………… 138

二、胃癌 …………………………………………………………… 138

三、肝癌 …………………………………………………………… 139

四、肺癌 …………………………………………………………… 139

五、腹腔恶性肿瘤 ………………………………………………… 140

六、卵巢癌 ………………………………………………………… 140

七、结肠直肠癌 …………………………………………………… 140

八、乳腺癌 ………………………………………………………… 141

九、子宫颈癌 ……………………………………………………… 141

十、鼻咽癌 ………………………………………………………… 142

十一、脑垂体肿瘤 ………………………………………………… 142

十二、皮肤癌 ……………………………………………………… 142

十三、常见症状取穴配方 ………………………………………… 142

临床举例 ……………………………………………………… 145

第三节　切脉针灸攻癌具体步骤 ……………………………… 148

第四节　切脉针灸治癌实录 …………………………………… 148

一、鼻咽癌未行放疗案 …………………………………… 148

二、左半结肠平滑肌肉瘤术后转移案 …………………… 150

三、左侧髋骨骶骨骨膜肉瘤术后肺转移案 ……………… 152

四、右手皮肤癌术后 3 年复发案 ………………………… 153

五、肝癌并肺、胸骨转移案 ……………………………… 155

六、左肺癌伴骨、脑转移案 ……………………………… 156

七、肾透明细胞癌术后肺骨转移案 ……………………… 157

八、切脉针灸配用中药治疗晚期食管癌 ………………… 159

九、切脉针灸配用中药治疗原发性肝癌 ………………… 166

十、切脉针灸配用中药治疗鼻腔坏死性肉芽肿放疗后肺转移 …… 168

第五节　漫谈癌症的治疗 ……………………………………… 170

一、至今未能攻克癌症的原因 …………………………… 170

二、癌症病人死亡的原因 ………………………………… 172

三、攻克癌症的方法 ……………………………………… 173

四、癌症治疗现状与展望 ………………………………… 175

第五章　讲座系列实况 ………………………………………… 181

第一讲　切脉针灸渊源 ………………………………………… 181

第二讲　临证答疑 ……………………………………………… 183

第三讲　病案讨论 ……………………………………………… 186

第四讲　治未病与养生 ………………………………………… 189

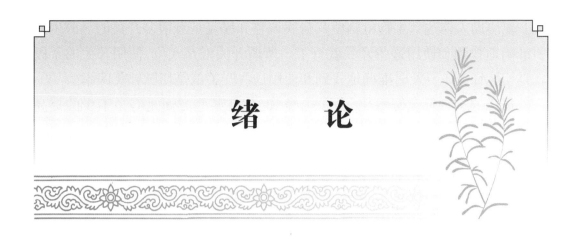

绪　论

一、谈谈切脉针灸

讲起切脉针灸,首先遇到的问题是什么叫切脉针灸? 为什么要用切脉针灸? 也就是说切脉针灸有哪些优越性? 还有想得更多的是自己切脉针灸可以学会掌握临床应用吗?

切脉又称把脉、平脉、按脉。切脉针灸就是医生用切脉来指导针灸取穴,这是失传了近两千年的《黄帝内经》针法。古代掌握切脉针灸的名医代表有扁鹊、华佗,由于他们精湛的切脉针灸医术救治了千万个垂危病人,至今还得到中国亿万老百姓回忆和赞颂! 因为扁鹊治愈了当时秦国皇后的重病为国医所害,又众所周知华佗是被曹操所杀,扁鹊、华佗去世时都只有 50 多岁,其弟子尚未能很好掌握切脉针灸医术,从而使《黄帝内经》切脉针灸国宝失传了近两千年。上古名医岐伯,言不离阴阳,不离经气营卫运行,更不离脉色,中世名医长桑君、仓公、张仲景、华佗皆主要以脉诊指导临床治疗,其疗效之显著是众所周知的。

有人认为现代的针灸临床治病疗效也不差啊! 何况切脉又不易掌握应用,要推广普及也有困难,为何还要用切脉针灸呢? 我们说:人类是亿万年进化而来的、非常完美的宇宙珍品,只要人的机体处在完全健康的状态下,病毒、病菌是无法在机体内产生危害的, "正气存内,邪不可干", "真气从之,精神内守,病安从来"。人的机体就像自动的生物电脑,当有病痛时完全可以自我调整、自我修复的。人之所以生病只是因为机体长期处于非正常状态(如亚健康,过度疲劳),再受到外邪的突然入侵,伤害较大,机体一时无法及时自我调整、自我修复而已。医生治病就是要找到机体需要帮助的地方给予及时的支援,使机体恢复自我调整、自我修复的能力。

要协助人体这部生物电脑使其自我调整和修复是有很多开关的。医生只要准确地找到和使用这些开关就行了。所谓开关就是穴位,使用开关的手段就是切脉针灸。要及时准确地找到和使用这些开关就是切脉针灸医术。

现代的多种针灸医术比《黄帝内经》时代在某些方面是有了不少的提高和发展,但是在及时准确找到和使用穴位开关方面却尚未完全挖掘出《黄帝内经》中的精髓,究其原因是抛弃了切脉,切脉是《黄帝内经》中医的瑰宝,是进入中医之门的金钥匙,我们只要掌握了切脉就能迅速及时准确地找到和使用穴位开关,其疗效之优越性是非常显著的。掌握了中医脉学的医生,没有未入中医之门的,而未入中医之门的医生全是不懂脉学的。

《黄帝内经》是由《灵枢》和《素问》两本书合而组成的,其中《灵枢》全部讲的切脉针灸又称"针经";另外《素问》也有近一半内容讲的是切脉针灸,也就是说《黄帝内经》中近3/4的内容是讲的切脉针灸。我们应该去努力把切脉针灸这门医术学好掌握好,通过临床应用好,去继承发扬!

二、谈谈中医脉学

切脉诊断是中医"望闻问切"四大诊断方法之一,统观中医历史,遍数历代医家,凡临床诊疗功效卓越者,皆重视脉诊。脉诊在中医中已形成独立的系统理论,脉学专著众多。中医脉学,既是丰富的医学临证实践经验的积累和总结,又是深厚而独特的中医理论基础。

现今很多中医药大学的毕业生,在医院里看病从诊断到治疗基本上用的全是西医的一套,有时遇到胃炎、肠炎、肾炎、高血压可能开张固定的处方,这说明连中医之门也没有进。

晋代名医王叔和著《脉经》,在序言中说:"脉理精微,其体难辨,弦紧浮芤,展转相类,在心易了,指下难明。"指出要真正掌握切脉医术是有难度的,但我们千万不要知难而退,古代医家都能掌握切脉,有现代科学武装的现代医生更应该学好、掌握好切脉医术这门中医瑰宝了。

脉诊是打开中医之门的金钥匙,如果学中医没能掌握切脉诊疗医术,学起中医一定非常劳累,甚至进不了中医之门。所以我们说凡是有志于做一位真正的中医师应该先从切脉学起,进入中医之门之后,切脉还可以带我们登堂入室进而有望成为中医名家,再为继承和发扬中医学努力奋斗一生。掌握切脉深攻三部九候,即能见病知源。

其实中医脉学要入门还是有诀窍和捷径可走的。学习的原则即是先易后难,先从浮沉迟数纲领性 4 种基本脉学起,再学虚实滑涩大小 6 种常见脉,这几种脉临床应用熟练以后再学其他 18 种脉及 10 种怪异脉就比较容易了。

当然学脉学一定要立足于临床应用上,不然就会只是纸上谈兵,空谈脉学医学史了。治病用针灸、中药如用兵打仗,贵先知贼所在,则脉诊尤医者之关键。

很多西医讹为中医脉学脉理本极玄微深奥而不是科学。这种思想影响了中医脉学的学习和研究。我们知道切脉寸口部位是手腕部桡动脉,其活动时由桡动脉血管壁及血管内流经的血液决定的,其血管壁是由交感神经和副交感神经调节控制的,副交感神经又叫迷走神经属内脏神经,所以凡是内脏活动及病变,通过副交感神经传递及影响桡动脉即寸口脉。影响血管内血液流动的因素,首先是心脏收缩的强弱节律,其次凡是影响和改变血液成分的因素如疾病、饮食、饮水等都反映到桡动脉活动上来,所以通过切脉体会桡动脉的变化是可以了解人体内脏及全身各方面情况的。

再从宇宙全息观点来看,寸口桡动脉与人体是全息对应的,通过全息反应可以了解人体各部位的改变(生理、病理的)。

脉诊是内窥人体系统"气"运行的窗口,可以直探病机,为整体辨证的捷径。脉诊是中医客观化、现代化的关键。

《黄帝内经》曰:"上工十全九。"就是由于找了脉诊才摆脱了医学治病的盲目性,避免了主观随意性。

中医理论上学术上的混乱与脉诊临床价值的贬值是同时发生的。中医脉学是中华文明最珍贵的非物质文化遗产。

《濒湖脉学》共有 27 种脉象,每种都掌握需要长时间的临床实践及参悟,且患者的脉象一般为复合脉,给初学者带来一定的困难。我们可以从学用多个方面入手,在临床实践中多练习和体会,多揣摩和思考,就一定能最终掌握切脉针灸这门医术,为人类健康事业作出应有的贡献。

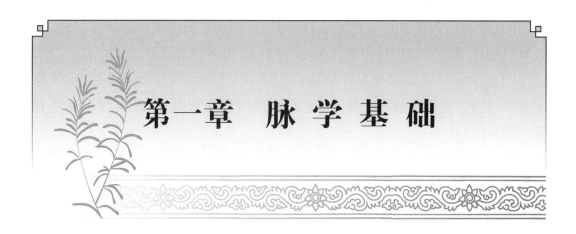

第一章 脉学基础

中医的望、闻、问、切四大诊断手段是相辅相成的。对某种疾病可能以某种诊法为主,同时由于医生掌握程度不同,诊断时采用的手段有所侧重。一个医生往往侧重于一两种诊断手段,例如大多数医生以问诊为主,配合以望、闻、切诊断;也有少数医生以舌诊为主;还有少数医生以脉诊为主。

第一节 切脉方法

诊脉以早晨为最好。早晨机体内外环境较安静,脉象能如实反映病情,防止体力活动、情绪激动或饮食、烟酒等的干扰。剧动后,脉弦数有力,愤怒后多弦大,饮酒后洪大弦滑,食后右脉浮滑等,去除这些干扰后,脉象才能如实反映病情。病人到门诊时往往已不是早晨,必须让病人休息片刻后再诊脉。诊脉时,病人最好端坐,将前臂自然地向前半伸,在腕下放一松软的脉枕;或可仰卧,将手向前伸平,切忌侧卧或上臂扭转,以免影响气血流通和脉搏变化。诊脉下指,应以中指端按掌后高骨内侧关部(桡骨头定为关部);然后把食指放在中指之前,从关前至鱼际的适中距离的寸脉之上;然后把无名指放在中指之后的尺脉部位上。病人臂长者布指略疏,臂短者布指略密,总之以适中为度。部位取准后,三指用同样力量按诊三部脉象,谓之总按,用以探寻寸、关、尺三部和左、右手脉的全部情况为浮为沉? 或者寸、关、尺的某一部沉? 或三部俱浮? 或某一部浮? 是尺盛于寸或寸盛于尺? 是左脉大于右脉,还是右脉大于左脉? 都要通过总按作全面比较。然后再根据某部脉象的反常采取单按法,即用中指和食指,或中指和无名指,在反常脉的部位反复寻按,认真探寻脉象性状。这样才能清楚觉出反映于指腹部的独特变化,从而确定脉象,作为诊断的主要依据。

初按与久按不同:脉有初按大,按久索然;有初按濡软,按久搏指;亦有下指微弦,按久微缓者。在初按时,其气血外趋,抗病力猛,故脉现浮大;由于正气不足,后续无力,故久按索然。这种脉象,不论新病、久病,呈现灼热烦扰,皆正气不足、虚阳外露之象。如初下指脉象濡软,久按搏指,为里病表和之象,是里病初显,尚未尽透。如下指微弦,按久缓和,多为久病向愈之象。如初下指虽见乏力,或弦细不和,按三十余至而渐觉雍容和缓,为病势缓解、气血调和之象。如按久微缓不能应指,或渐觉弦硬者,多为正气虚损,外邪未解之象,预后较差。

诊脉时,运用指力的轻重和部位的挪移以探索脉象的手法,叫持脉。持脉主要有三,即举、按、寻。轻手循之曰举,重手取之曰按,不轻不重委曲求之曰寻。举是轻轻地按在皮肤之上;按是向下按至筋骨;寻是推寻,是体察脉搏的性状。

持脉时,应注意脉搏的频率及节奏,正常人一息四至,即一分钟 60~80 次。妇女与儿童较快,身体素弱者亦可较快。

人之三指参差不齐,持脉时必使指头齐平,节节相对,方可按脉。又三指端之皮肉,食指感觉最灵敏,中指最厚,无名指厚,故诊脉时必须使指头取 35° 斜按,用指端棱起如线,按脉之背,方能脉象显然(图1-1)。不能平按,也不宜垂直下按。

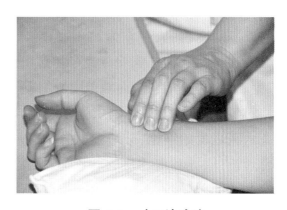

图 1-1 寸口诊脉法

第二节 切脉部位

一、《素问·三部九候论》:十二经络

《素问·三部九候论》所述,遍诊法即分头、手、足三部,每部又分天、地、人,合而为九,故称为三部九候法(表1-1)。

二、人迎与寸口脉

《灵枢·经脉》曰:"手太阴之脉……入寸口,上鱼,循鱼际……""经脉者

表 1-1　遍诊三部脉诊部位（三部九候）表

三部		脉诊内容
头（上部）	上部上	两额之动脉（如太阳穴），以候头角之气
	上部中	耳前之动脉（如耳门穴），以候耳目之气
	上部下	两颊之动脉（如巨髎穴），以候口齿之气
手（中部）	中部上	手太阴（如寸口部），以候肺
	中部中	手少阴（如神门穴），以候心
	中部下	手阳明（如合谷穴），以候胸中之气
足（下部）	下部上	足阙阴（如五里穴或太冲穴），以候肝
	下部中	足太阴（如箕门穴或冲阳穴），以候脾胃
	下部下	足少阴（如太溪穴），以候肾

常不可见也，其虚实也以气口知之"。此处之气口乃寸口也。《灵枢·本输》曰："次任脉侧之动脉，足阳明也，名曰人迎……足阳明挟喉之动脉也。"《灵枢·四时气》曰："气口候阴，人迎候阳也。"《灵枢·禁服》云："寸口主中，人迎主外。"说明寸口作为手太阴肺经在腕部的脉动处，可以候知阴经之气，反映内在的五脏病变；而人迎作为足阳明胃经在喉旁的脉动处，可以候察阳经之气，反映在外的六腑的病变。到《难经》时，则倡导独取寸口的脉诊方法，其云："十二经脉皆有动脉，而独取寸口，以候五脏六腑死生吉凶之法，何谓也？然寸口者，脉之大会，手太阴之动脉也……故五十度复会于手太阴寸口者，五脏六腑之所始终也，故法独取寸口也。"此根据气口脉象可以"独为五脏主"之理论，倡导独取寸口的脉诊方法，因其使用方便，已成为目前最常用的脉诊方法。

三、《伤寒论》：三部诊脉法

《伤寒论》记载的三部诊脉法：即人迎、寸口、跌阳以分候十二经经气及人之胃气胜衰变化。

十二经脉上凡有动脉的地方均可以切脉（表 1-2），可以分别反映所经过的某条经络虚实变化，可供针灸时参考。

笔者在切脉指导针灸治疗过程中，经常以手太阴肺经脉象为主，同时参考颈部之人迎脉、足部之太溪脉、太冲脉、冲阳脉等脉象，其中人迎脉部位在颈部人迎穴处，其为足阳明经上的穴位，胃是后天之本，而脉又以胃气为本，所以人迎脉和冲阳脉都可以用来诊断胃经经气情况和胃气的胜衰变化。

表 1-2　十二经脉切脉部位表

经脉	切脉部位（动脉）
手太阴肺经	中府、云门、天府、侠白、经渠、太渊
手阳明大肠经	合谷、阳溪
手少阴心经	极泉、神门
手太阳小肠经	天窗
手厥阴心包经	劳宫
手少阳三焦经	耳和髎
足太阴脾经	箕门、冲门
足阳明胃经	大迎、人迎、气冲、冲阳
足少阴肾经	太溪、阴谷
足太阳膀胱经	眉冲、委中
足厥阴肝经	太冲、足五里、阴廉
足少阳胆经	听会、颔厌、悬钟

要了解病情的轻重和发展趋势，应该仔细体会脉以"胃气为本"之含义，如果人迎、冲阳脉越来越缓和，说明疾病在好转；如果人迎脉先急后变和缓，说明胃气渐升；如果人迎脉先缓后急，说明胃气渐降。因此，人迎脉在临床切脉中有重要价值（表 1-3），应该引起重视。

表 1-3　人迎脉与症状关系一览表

脉象	症状	脉象	症状
盛	热证	代	间歇性疼痛
虚	寒证	大紧浮	病渐重
紧	痛痹	沉而滑	病渐轻

临床实践中人迎脉与寸口脉结合起来，能诊断经络病变（表 1-4）。

表 1-4　人迎与寸口脉结合进行诊断一览表

脉象	经络病变	前脉象 + 脉躁
人迎脉大于寸口脉一倍	胆经实，肝经虚	三焦经实，心包经虚
人迎脉大于寸口脉二倍	膀胱经实，肾经虚	小肠经实，心经虚
人迎脉大于寸口脉三倍	胃经实，脾经虚	大肠经实，肺经虚
寸口脉大于人迎脉一倍	胆经虚，肝经实	心包经实，三焦经虚
寸口脉大于人迎脉二倍	肾经实，膀胱经虚	心经实，小肠经虚
寸口脉大于人迎脉三倍	脾经实，胃经虚	肺经实，大肠经虚

重危病人要进一步了解胃气的情况，可参考冲阳脉。严重或疑难癌症病人，要了解肝经、肾经的情况，需结合太冲和太溪脉。

应学会体会正常人的脉象——平脉。一般很少人会出现真正的平脉,多多少少会有点问题,我们可选择一些平素身体坚实,少生病的人,号号他们的脉,体会相对的平脉。从而在遇到不正常的脉象时体会不正常的手指感觉。一般当人生病时,就会有相应不正常的脉象出现,把脉的时候就是抓住这一不正常的东西,得知病人的虚实寒热,从而用针得心应手。

四、脏腑脉位

根据脉象变化可以诊断脏腑的病变,分析病变脏腑之间的内在联系,全面了解五脏六腑的功能状况,掌握疾病发展规律,对指导临床针灸选穴治疗非常关键,历代医家对内脏脉分部分类的认识略有差异,具体见表1-5:

表 1-5　历代医家对内脏脉分部分类的认识一览表

名医	寸		关		尺		备注	
	左	右	左	右	左	右		
王叔和	心	肺	肝	脾	肾	肾	大小肠配寸	
	小肠	大肠	胆	胃	膀胱	三焦	取表里之义	
李时珍	心	肺	肝	脾	肾	肾	大小肠配尺,取上下分属	
	膻中	胸中	胆	胃	膀小	大肠	六腑大小肠位于腹部	
张景岳	心	肺	肝	脾	肾	肾	大小肠配尺	
	膻中	胸中	胆	胃	膀大	小肠	取上下分层结构	
扁鹊	心	肺	肝	脾	肾	心包	君火、木、水	金、土、相火
	小肠	大肠	胆	胃	膀胱	三焦	左手	右手

为了能很好地掌握应用切脉针灸医术,需要先了解一些中医脉学的基本内容。

第三节　脉 象 分 类

各种脉象可根据阴阳、形体、至数、部位、浮沉、往来的不同归类如下:

(一)属阳的脉象

1. 大脉　洪、散、弦、革、肥横。

2. 数脉　疾、急、动、促、击、搏、躁、喘、奔越无伦。

3. 长脉　高、揣、涌、端宣、条达、上鱼为溢。

4. 浮脉　毛、泛、盛、肉上行、水漂木。

5. 滑脉　利、营、啄、翁、章、连珠、替替然。

（二）属阴的脉象

1. 小脉　细、微、弱、瘦,萦萦如蜘蛛。
2. 迟脉　缓、代、结、脱、少气、不前、止歇。
3. 涩脉　紧滞、行迟、脉不应指、参伍不齐、难而散、雨沾沙、刀刮竹。
4. 短脉　抑、卑、不及指、入尺为复。
5. 沉脉　伏、潜、坚、过、减陷、独沉时一沉。

以上有的脉名临床上虽不常用,但由于古书上有之,故也归纳在内。

第四节　二十七种脉及脉象鉴别

1. 浮脉　手指轻轻地按上,便觉得脉搏有力;稍加重按,就显得没有力量了。须与之鉴别的是:

芤脉——浮而显大,稍重按中间有种空虚感觉。

洪脉——浮而拍拍搏动有力。

虚脉——搏动迟缓,虽觉稍大,却空豁无力。

软脉——浮而柔弱细小。

散脉——浮而无根蒂。去来不明,好像飞散杨花。

2. 沉脉　加重手指的力量,直按到筋骨之间才能触到它的搏动。须与之鉴别的是:

伏脉——比沉脉还深在,必须用手指用力推移筋骨才能摸到。

弱脉——沉而细软如棉。

牢脉——沉而弦大有力。

3. 迟脉　一呼一吸,叫做一息。在一息的时间内,脉的搏动仅有三至,说明脉搏的起落过程是极其缓慢的,所以叫做"迟"脉。须与之鉴别的是:

缓脉——比迟脉稍微快一点。

涩脉——比迟脉还细小无力,并有一种不流动的感觉。

虚脉——比迟脉显得浮大而软。

4. 数脉　一呼一吸,脉来六至,说明脉搏动速度极快,脉搏来势紧急,好像绞转绳索而左右动弹不已。须与之鉴别的是:

紧脉——至数不到明显的六至。

促脉——脉数而有歇止。

动脉——脉数而独显于关部。

5. 滑脉　一往一来,一前一后,都是极其流利的,令人有一种反复旋转、圆活自如的感觉。它与数脉的鉴别是:

滑脉——搏动的流利好比圆珠。

数脉——至数的增加。

6. 涩脉　细小而短,搏动往来迟滞,极不流利。须与之鉴别的是:

散脉——漫无根蒂。

歇止脉——脉有关歇。

7. 虚脉　脉浮大而软,搏动迟缓,稍加重按,便全然无力,指下有空虚感。它与芤脉的鉴别是:

虚脉——愈加重按,显得软弱。

芤脉——浮大之中,却似葱管那样边实中空。

8. 实脉　无论脉浮部或沉部都可以出现,脉大而长带弦,它的搏动指下颇有坚实的感觉。须与之鉴别的是;

紧脉——脉来紧急,好像绞转绳索,有频紧的左右弹动感。

牢脉——实大微弦而长,它仅在筋骨沉部出现,不出现于浮部。

9. 长脉　脉象不大不小,脉动虽长,具有柔和安定的状态。它与弦脉的鉴别是:

长脉——往往超越了寸、尺部位。

弦脉——充分紧张感觉。

10. 短脉　与长脉相反,它在寸、尺部位表现为不满足,或是寸部不满足,或是尺部不满足,搏动短暂。它与涩脉的鉴别是:

短脉——出现在寸、尺部位,短缩感。

涩脉——脉虽短,但形细弱,搏动迟缓而艰涩。

11. 洪脉　脉形极其粗大,来时显得势极充盛,去时缓缓减弱,要在较长时间内才能消逝。

12. 微脉　脉极细又极软,稍用力按,像快要断的细丝一样。这时脉动似有似无,它与细脉的鉴别是:

微脉——显得似有似无,细弱极了,由于阳气的衰竭造成。

细脉——比微脉稍大一些,由于营血的虚少造成。

13. 紧脉　指下搏动,有一种左右旋绞而紧急的感觉,好像摸到无数次转动的绳索。注意它与弦、实脉的鉴别。

14. 缓脉　一呼一吸刚好四至,比迟脉稍快一点,在指下极和缓而均匀,搏动没有丝毫紧张感。注意它与迟脉的鉴别。

15. 芤脉 轻取之觉其浮大而柔软,稍加重按便觉得空虚似的,有外实内空感。它与虚脉、革脉的鉴别是:

芤脉——浮大而软,出现于大出血后。

虚脉——浮大而迟。

革脉——外实内空,但外实带有弦象,见于出血失精的虚寒病症。

16. 弦脉 具有挺直而长的形象,极稳重地搏动,不会轻易更换,并且张力较大,"如张弓弦"。它与紧脉、牢脉的鉴别是:

弦脉——长而挺直,像琴上丝弦一般,不一定见于沉部,更没有见于伏脉的了。

紧脉——同样有紧张感,但紧如绞绳而有力。

牢脉——只能在沉伏之间出现。

17. 革脉 脉来浮取,弦急而重按,好像按着鼓皮似的。注意它与芤脉、牢脉的鉴别。

18. 牢脉 在极沉部位出现,颇近于伏脉部位,形状实而长,带有弦急的样子。它与革脉的鉴别是:

牢脉——弦、长、实、大、坚实,出现比沉脉还深,近似伏,常见于大实证。

革脉——在浮部出现,形状弦而芤,多见于大虚证。

19. 濡脉 在浮部出现,细软无力,必须轻手细翻。它与弱脉、微脉、细脉的鉴别是:

濡脉——在浮部出现,重按则无。

弱脉——在沉部出现。

微脉——浮而微细,重按只是不绝如缕。

细脉——多出现在沉部,重按不绝如缕。

20. 弱脉 沉细而极其软弱,重按才能触到,浮部摸不到。注意它与濡脉、微脉、细脉的鉴别。

21. 散脉 涣散不收的脉象,轻取觉得虚大,稍重按便涣散不清楚,再加重按就摸不着了。它与濡脉、虚脉、芤脉的鉴别是:

散脉——搏动极无规则,浮而虚大。

濡脉——浮而细软。

虚脉——浮而虚大,按之无力。

芤脉——浮而中空。

22. 细脉　比微脉稍大,指下感觉到只像一根丝线,软弱无力。它与细脉、濡脉的鉴别是:

微脉——脉重按似细丝,似有似无。

细脉——尽管细小,始终可明显摸着它,比微脉稍大。

濡脉——在浮部出现,重按则无。

23. 伏脉　用力重按至骨,才感到搏动。

24. 动脉　是数脉的一种,数而兼紧、滑、短的脉象。

25. 促脉　一来一去都较快,随时有间歇,间歇次数多少又极不规律。注意它与代脉的鉴别。

26. 结脉　脉来迟缓,时或有一次歇止,歇止后又再搏动。注意它与代脉的鉴别。

27. 代脉　脉搏动到一定的次数要歇止一次,再行搏动。它的歇止时间比较长,前后歇止的距离均匀而有定数,非常规则。它与促脉、结脉的鉴别是:

代脉——歇止次数既有规则,时间又较长,病变较重。

促脉——来数而歇止,歇止次数多少不均,病变较轻。

结脉——来缓而歇止,歇止次数极不规则,病变较轻。

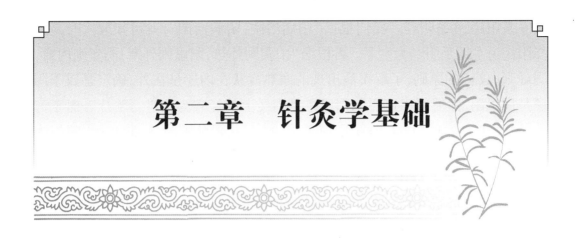

第二章　针灸学基础

第一节　中医基础理论与针灸学

　　针灸学是中医学的一门重要的分科,是中医学中不可分割的一部分。因此,要学好针灸,就必须学好中医学的基础理论,更重要的是通过临床实践来掌握运用其理论知识。

一、阴阳五行与针灸

　　阴阳五行是中医理论中的核心,是解释一切生理病理现象的根据。针灸治疗要得到满意的疗效,也必须掌握阴阳五行。

　　古人在劳动实践中发现自然界一切事物生长、发展和消亡都有着对立的两个方面。例如,白天和黑夜,冷和热,表和里,虚和实,湿和燥,强和弱……古人把它归于阴阳两个方面,而阴阳学说就逐渐成为认识和掌握自然规律的一种思想方法。在中医学中,人体的生理活动,疾病的发生、发展,亦不出阴阳变化的道理,因此阴阳学说是中医的基础理论之一,构成了中医学理论体系的基本框架,可指导辨证与治疗,在针灸上亦如此。病在表,属热、属实者为阳;病在里,属寒、属虚者为阴,阴阳是八纲辨证的总纲;脏腑中脏为阴,腑为阳;背为阳,腹为阴等。《素问·阴阳应象大论》曰:"善诊者,察色按脉,先别阴阳。"正常情况下,人体阴阳保持相对平衡,但若平衡遭到破坏,就会有偏盛或偏衰的病理表现,故《灵枢·根结》曰:"用针之要,在于知调阴与阳。"针灸治病的关键就是调节阴阳,使阴阳平衡,"阴平阳秘,精神乃治",因此调节阴阳是针灸治病的基本原则。《素问·至真要大论》曰:"谨察阴阳所在而调之,以平为期",阐明针灸辨证取穴,必须根据阴阳的不同进行配伍。针灸学中的 12 条经脉就是 6 条阳经、6 条阴经。我们根据"阳病治阴,阴病治阳",就可知取穴时是选择阳经为主还是阴经为主了。再根据"阳实则外热,阳虚则外寒;阴实则内寒,阴虚则内热"的原则,了解疾病出现的寒热症状在内还是在外,确定是属于阴还是属于阳,然后再确定要取阳经还是阴经上的经穴为主进行治疗。对于何为阴病,何为阳病,《素问·阴阳应象大论》曰:"阳胜则身热,腠理闭,喘粗为之俯仰,汗不出而热,齿干以烦冤,腹满,死,能冬不能夏。阴胜则身寒,汗出,身常清,数栗而寒,寒则厥,厥则腹满,死,能夏不能冬。此阴阳更胜之变,病之形能也"。

古人又发现自然界最多见的是木、火、土、金、水等物质现象,称之为"五行",以木、火、土、金、水五行归类,结合阴阳学说来解释一切自然现象。五行相生相克规律:木生火,火生土,土生金,金生水,水生木;木克土,土克水,水克火,火克金,金克木。这种五行相生相克关系可用简图 2-1 表示如下:

古人以五行相生相克的关系来解释事物之间相互关系及其运动变化的规律,并将五行学说引入中医学,把人体的各个部分建立起密切的联系,使人们从整体上观察人的生理与病理及与自然界的关系,从而建立一个医学上的整体观。在此基础上,以五行相生相克来解释人体内脏相互资生、相

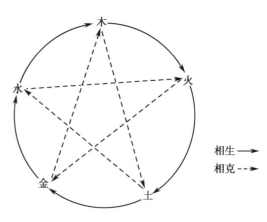

图 2-1 五行相生相克示意图

互制约的关系,并将五脏六腑配属于五行,在医学上解释人体所有的生理病理现象。例如,肝、胆属木;心和小肠属火;脾和胃属土;肺和大肠属金;肾和膀胱属水。再根据五行相生相克原理可知五脏六腑亦有相生相克关系。例如,肝、胆(属木)与心、小肠(属火)是相生关系;而与脾、胃(属土)则相反,是相克关系。例如,肝病病人往往食欲不振及腹痛、吐泻,也即肝病影响到脾,即木克土,其他类推。临床上如能掌握五行学说即能指导诊断和治疗疾病。例如,当肝、胆(属木)有病时,我们可以直接治肝、胆,也可以"治其母",根据五行理论水生木,肾和膀胱属水,故可治肾和膀胱;或"治其子",木生火,心和小肠属火,故可治心和小肠。针灸上应用的治疗原则"实则泻其子,虚则补其母"即五行学说在针灸治疗上的具体应用。子母补泻在针灸治疗上的运用,一般有两种方法:一是根据本经井、荥、输、经、合的五行关系进行补泻,例如肺经气虚,取

本经的输穴太渊,因太渊穴属土,土为金之母,即"虚则补其母",若肺经气实取本经合穴尺泽,因尺泽穴属水,水为金之子,即"实则泻子";二是根据十二经所属脏腑的五行关系进行补泻,若肺经气虚,按虚者补母法,肺金之母为脾土,当取足太阴脾经穴位,或取脾经的输穴太白(属土),若肺经气实,按实者泻子法,取肾经合穴阴谷(属水)治疗。因而阴阳五行学说对于针灸临床治疗起着十分重要的指导作用。

古人又将复杂的生理现象,归属于五脏之中。例如,"心"不仅代表循环系统,同时还代表神经系统,即大脑,所谓"心主神"。"肾"不仅代表泌尿系统,同时还代表生殖系统和内分泌系统,故"肾"在中医中十分重要,所谓"肾为先天之本"。"脾"代表整个消化系统,所谓"脾主运化"。"肝"代表血液的贮藏和在全身的分配,还与中枢神经系统的活动有关。"肺"代表呼吸系统。明确和掌握以上原理,对于临床实践有很大的指导作用。以上所介绍的阴阳五行学说在针灸学上的应用,仅仅是举其一二,其实际临床指导意义要大得多。

二、四诊八纲与针灸

四诊、八纲是中医诊断疾病的方法。四诊,即指望、闻、问、切。八纲,即阴阳、表里、虚实、寒热。临床上要用望、闻、问、切四诊的方法,把病人疾病进行八纲归类,然后来确定治疗方法。针灸治疗要取得满意的效果,首先要诊断正确,就要很好地掌握四诊、八纲的中医诊断方法,如再结合西医"望、触、叩、听"和现代科学设备的检查,那对疾病的诊断就更为满意。

(一)四诊

1. 望诊 即医者用眼观察病人的神色形态,以测知病情轻重和变化。例如,一般实证病人症状表面虽然严重,但神气尚好,就是正气未伤,针灸可用泻法,预后一般亦是良好的;相反一些虚证病人,症状表面虽不严重,神气却委靡不振,是正气衰疲的现象。针灸时可用补法,预后一般较差。再如"肥人多中风,瘦人多劳嗽"。在临床上也是屡见不鲜的。舌诊也属于中医望诊的一门专门技术,临床上很实用,此处不再细述。

2. 闻诊 中医闻诊包括有耳听及鼻嗅两个方面。例如,外感实证、热证病人,说起话来语音往往响亮,高声多语;反之,内伤虚证、寒证病人,说话往往低微,声低语少,有气无力。如病人口臭,说明胃中有热;大便有酸臭气,多是肠有积热;大便腥臭稀薄多属肠寒症状。当我们见到病人询问病情时,即同时用耳听、鼻嗅,辨别病情阴阳、表里、虚实、寒热。以确定针灸取穴及补泻手法。

3. 问诊　通过询问病人或其家属,了解病情,这对疾病的确定和诊断很重要。问诊时,主要应问寒、热,出汗否,身体有无酸痛,大便情况,胃口好否,胸口闷否,睡眠好否,五官状况如何,头痛、头昏等症状。

4. 切诊　中医诊脉是一项专门技术,前已详述。这里只介绍与切诊有关的俞穴压诊法,这在针灸临床上是常用的:其检查方法是用医者右手拇指紧贴于病人背部脊柱两旁的膀胱经(即足太阳膀胱经)部位,由上而下在各俞穴上施以适当压力,通过由上至下或由下至上推压,如病人诉述某一俞穴有酸、重、胀、麻、痛等感觉时,说明病人疾病反映到此穴上来,在此穴给以针灸,大都得到满意疗效,压诊法还可用于身体其他部位以诊断和治疗疾病。

(二) 八纲

八纲即阴阳、表里、虚实、寒热。阴阳是八纲的总纲,其概括意义甚广,关于经络、脏腑的全体诊察内容,统属于阴阳。表里是指病症部位的深浅。寒热、虚实是指病症的证候的性质。疾病的性质从一定的部位上反映出来,而部位和性质又是以经络脏腑为归属的。所以八纲辨证就是经络脏腑全身证候综合分析得到的概念。说明各种证候既有寒热、虚实性质的一般征象,又有经络、脏腑、表里部位上的不同特点。一般情况下,对于阳证、表证、实证、热证,施行针灸时针刺要浅些,针量偏多些,少灸,手法以泻法为主,有的甚至需要用放血疗法;而阴证、里证、虚证、寒证,则针刺要深些,针量偏少些,多灸,手法以补法为主,或用留针法。

第二节　针灸注意事项

一、针刺法

针刺法即是用金属制的细针刺入人体表经穴,施行一定的手法,使病人产生酸、重、胀、麻、痛等感觉。达到疏通经脉,调和气血,补虚泻实,以防治疾病的目的。

1. 扎针法

(1) 首先让病人取适当的体位,掌握的原则是:①使病人舒适;②便于医者取穴和行针,如遇衰弱病人或老人,最好使患者卧位针治。常用的体位有仰卧、伏卧、侧卧、伏坐、横肱、仰掌、仰靠等。

（2）经穴及针尖消毒后,根据经穴部位及病情需要采取直刺(90°)、斜刺(35°~45°)、横刺(15°~25°)、深刺、浅刺。

直刺:针身呈 90° 垂直刺入,这是最常用的一种。

斜刺:针身呈 45° 倾斜刺入,应用于头部的风池、胸部的中府、腕部的列缺、足部的昆仑等穴。

横刺:针身呈 15°,轻刺而入,适用于头部诸穴及胸部膻中等穴。

深刺:四肢肌肉丰厚处及腰腹皮肉充实处,例如环跳穴。

浅刺:四肢肌肉浅薄处,胸背心、肺所居处及头部皮薄处。

（3）进针:一般采用快速捻转进针法,先快速刺透表皮,然后渐渐捻入应达深度。进针大多采用指切押手法,即是用左手拇指揿住孔穴。将针尖沿着指甲的边缘刺入。

（4）行针:初学者一般可采用平补平泻法。即是把针做前后相等角度捻转(45°~90°)。配合适当的提插,以达到酸、重、胀、麻等感觉为度,必要时可以留针。

（5）退针:一般采用慢捻转退针法。出针后随即将棉球按住针孔,并轻轻按揉片刻,可防止出血和红肿。

2. 针刺得气和切脉针灸得气　针刺得气即是指针刺后要出现酸、重、胀、麻等感觉反应而说的。针刺必须在得气的情况下施行适当的补泻手法,才能获得满意的治疗效果。古人说:"气速至而速效","气迟至而不治"。可见古人对于得气是十分重视的。针刺未得气时,医者针下会感到空虚无物,病人也没有什么感觉;而当得气时医者手上会感到有针下沉重、紧涩的现象,病人也同时出现酸、麻、重、胀的感觉,并有长短快慢不同程度的放射传导。

切脉针灸得气与常规针灸得气是有些不同的,它不需要以酸胀麻痛的感觉为依据而是以脉象的变动为依据,也就是说在针刺进穴位以后脉象应该有所变化,由原来病人异常的脉象变成正常的脉象或向正常的脉象靠近即是得气。人的感觉总的来说还是比较粗浅的,人体内很多变化自己是感觉不出来的,现代西医的检查与化验就是证明了这一点。中医脉象的变化要比人的感觉灵敏精确得多,脉象反映患者整体的情况,随着医生医术的提高可以越来越深入越精确,所以以脉象的变化为切脉针灸的得气就将常规针灸的得气提升到一个新的阶段、新的层次。在实践中体会到,切脉针灸得气的治病效果比原来大大提高了一步。

如不能得气,其原因亦有多种:首先医者应检查取穴是否正确？是否刺中经穴？进行针刺角度对否？有没有达到必要的针刺深度或过深了？其次从病人的方面考虑,是否病人体质衰弱。经气不足,故气行缓慢久久不至。危重的病人不易得气,表示经气虚衰,大多预后不良。

在针刺不得气的情况下,还可以运用留针、弹针、循经按摩等催气的方法,使之达到满意的疗效。必要时可加药物辅治之。

3. 滞针、弯针、晕针和折针

(1) 滞针、弯针:大多由于进针时用力太大,在进针时或留针时病人体位移动,产生了病人不能耐受疼痛而引起肌肉痉挛,使针下沉重紧涩或弯曲,而不易捻动及拔出。当发生滞针和弯针时,首先停止捻针,用手指在针穴周围轻轻按摩一下,或在周围经络加灸;如因体位移动而引起者,令病人恢复原来体位。然后将针慢慢取出。

(2) 晕针:在针刺后出现头晕、恶心、呕吐、出汗、面色苍白、目呆神滞、心悸等虚脱现象,称为晕针。大多由于患者体质虚弱,或初次针治而精神紧张,或手法过重引起。一般来说,没有危险,不必慌张。医者首先把针全部取出,令其躺卧,给予饮水,静卧片刻即可恢复,重者可刺人中、三里或灸百会。为了防止晕针现象的发生,在针刺前应对病人做好解释工作,消除其紧张心理;扎针时应及时观察病人反应,以便及早发现和及时处理。

(3) 折针:一般很少发生,主要由于针体早有损伤,针根剥蚀,或因患者的体位移动,肌肉痉挛,滞针、弯针后强力旋转而使针折断于体内。一旦发生折针也不要惊慌失措,以免使病人情绪紧张,引起断针在体内移动,增加处理困难。处理时只须用摄子夹住断头将其钳出。如折断在肌肉里,只要远离脏器而患者又无不适,可以不加处理;否则立即请外科会诊,必要时进行外科处理。对于折针应以预防为主,在术前要仔细检查针具;针刺时不应全部刺入,病人体位要固定;如发生滞针、弯针时,要正确处理。

二、灸治法

灸治法即是用艾绒捻作上尖下圆的艾炷或用纸卷艾条熏灼体表一定经穴,使病人感到温热舒适或灼热微痛,从而达到疏通经脉、调和气血、防治疾病的目的。灸治注意事项:

1. 施灸时一般应先灸上,而后灸下;先灸阳侧,后灸阴侧;在经络先取阳经,后取阴经。

2. 灸时应防止火星下落伤及皮肤。皮肤如有灼伤应涂以甲紫溶液,然后用消毒纱布盖好,胶布封贴。如灸后局部发生水疱,小的可不加处理,大的可用针在疱的根部刺一小孔,挤出水液,涂甲紫溶液,用消毒纱布盖好,胶布封贴。

三、针灸禁忌

禁针:大怒,大惊,大恐,大醉,过劳,过饥,过渴等情况下禁针。孕妇一般禁用合谷、三阴交、昆仑、至阴以及腰骶部经穴。初学者应尽量少用胸、背、头部等处穴位,以免出现危险。神阙穴禁针。

禁灸:一般情况与禁针同,但是灸神阙穴却是常用。此外如哑门、睛明、人迎及面部和心脏部及动脉浅表部均禁灸。

第三节 针具选择与灸法运用

一、针具选择

针具古代有"九针",其中有的用以排脓,有的用以放血,有的用以按摩。历来经过不断地改造,有许多已经淘汰,只有毫针还保持着原来的形状。并且成为目前应用最广的针具。目前的毫针大多为不锈钢针,它有很多优点。首先不会生锈,不易折断,而且粗细均匀,应用方便,价廉物美,为针灸医生所喜用。长短有 0.5 寸到 7 寸,一般应用 1 寸至 1.5 寸已足够,除非刺环跳等较深的穴位(需要 3.5 寸长的针)。毫针的粗细常用 28 号的。

切脉针灸需要用补法时用的针具主要是 1 寸长的金针(表面镀 18K 金的不锈钢毫针),泻法时用银针(表面镀银的不锈钢毫针)或不锈钢毫针。其原理是金、银、不锈钢的电离及导电性能是不一样的,针刺穴位时对机体的作用就不一样,临床治疗其补泻作用差异是很明显的,再结合针刺深浅补泻、经络迎随补泻等,临床治疗效果就更好了。

针刺穴位深度:《黄帝内经》曰一分至六分,《针灸甲乙经》曰二分至七分,遵守之。

二、灸法的运用

灸法是传统针灸医学的一个主要组成部分,与针刺法不同,灸疗法是通过温热来进行扶正祛邪、平衡阴阳、防治疾病、康复保健。灸法的作用主要表现在以下几个方面:

1. 温经散寒 人体的正常生命活动有赖于气血的作用,气行则血行。灸法是应用其温热刺激,起到温经通痹的作用。通过对经络穴位的温热性刺激,可以温经散寒,加强机体气血运行,达到临床治疗目的。

2. 行气通络 经络分布于人体各部,内联脏腑,外布体表肌肉、骨骼等组织。正常的机体,气血在经络中周流不息,循序运行,如经络受阻,即可出现肿胀疼痛等症状和一系列功能障碍,此时,灸治一定的穴位,可以起到调和气血、疏通经络、平衡功能的作用。

3. 扶阳固托 人生赖阳气为根本,得其所则人寿,失其所则人夭,故阳病则阴盛,阴盛则为寒、为厥,或元气虚陷,脉微欲脱。凡大病危疾,阳气衰微,阴阳离决等症,用大炷重灸,能祛除阴寒,回阳救脱。如用大艾炷重灸关元、神阙等穴,由于艾叶有纯阳的性质,再加上火本属阳,两阳相得,往往可以起到扶阳固脱、回阳救逆、挽救垂危之疾的作用。

4. 升阳举陷 灸疗不仅可以起到益气温阳、升阳举陷、安胎固经等作用,对卫阳不固、腠理疏松者,亦有效果。

5. 防病保健 艾灸除了有治疗作用外,还有预防疾病和保健的作用,是防病保健的方法之一。灸疗可温阳补虚,如灸足三里、中脘,可使胃气常盛,而胃为水谷之海,荣卫之所出,五脏六腑,皆受其气,胃气常盛,则气血充盈;命门为人体真火之所在,为人之根本;关元、气海为藏精蓄血之所,艾灸上穴可使人胃气盛,阳气足,精血充,从而加强了身体抵抗力,病邪难犯,达到防病保健之功。

灸法可有艾灸法和非艾灸法,常用的艾灸法又有艾炷着肤灸法、艾炷隔物灸法、艾条悬灸法、艾条隔物悬灸法、艾条压灸法、铺灸法、艾灸器灸法、温针灸等。

灸法的实施应因人而宜,如老人、小儿尽量少用或不用直接艾炷灸,糖尿病者则禁用着肤灸,不同的人体部位也应有所不同。如面部,宜用艾条悬起灸或艾炷间接灸,而不能用直接灸等。随着灸治方法的发展,出现了专病专法化的趋向,所以在选用灸疗时也要充分考虑到此点,如采用直接灸(化脓灸)的方法,防治慢性支气管炎和哮喘有良好的效果;又如用灯火灸或火柴灸治疗流行性腮腺炎。总之,要因人因病,选择合适的灸疗。

切脉针灸治病主要用的是艾条灸和针刺法相辅相成,取长补短。

第四节 经络与腧穴

腧穴主要在经络上,是由经络系统归类的。我们先介绍一下经络(图 2-2):

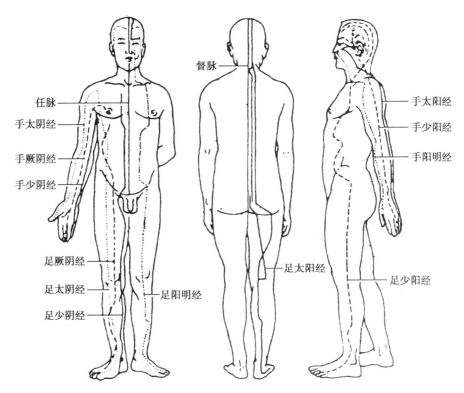

图 2-2　十四经循行分布示意图

一、十四经彩色图

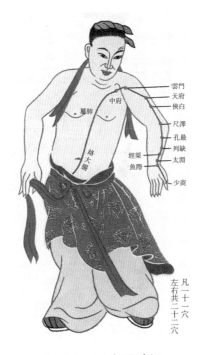

图 2-3　手太阴肺经

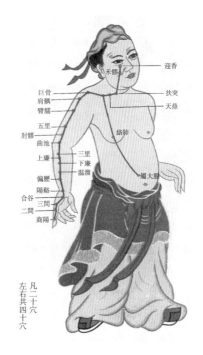

图 2-4　手阳明大肠经

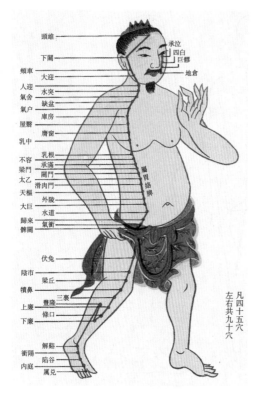

图 2-5　足阳明胃经

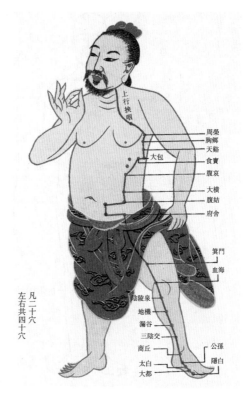

图 2-6　足太阴脾经

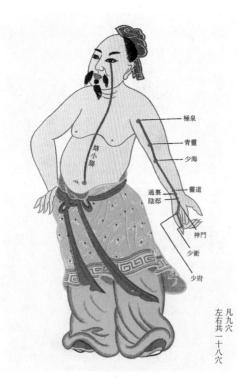

图 2-7　手少阴心经

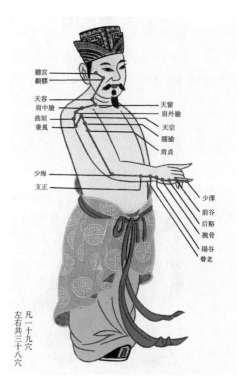

图 2-8　手太阳小肠经

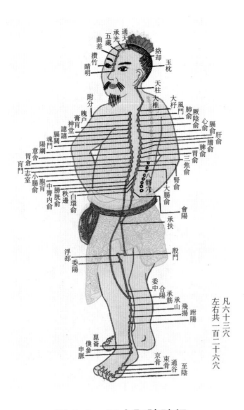

图 2-9　足太阳膀胱经

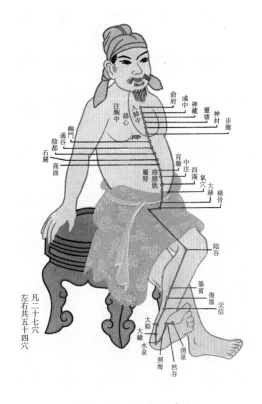

图 2-10　足少阴肾经

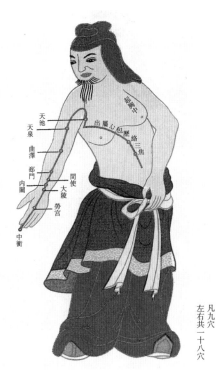

图 2-11　手厥阴心包经

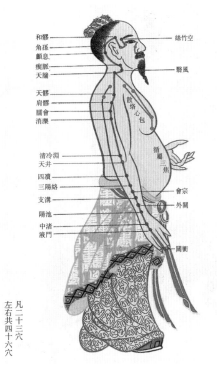

图 2-12　手少阳三焦经

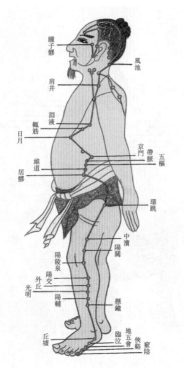

图 2-13　足少阳胆经

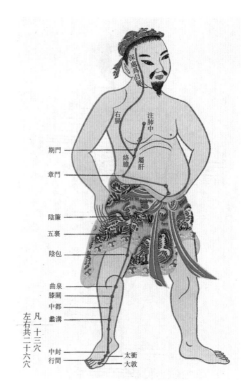

图 2-14　足厥阴肝经

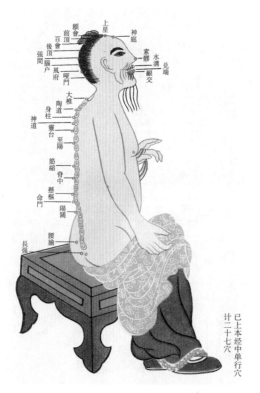

图 2-15　督脉

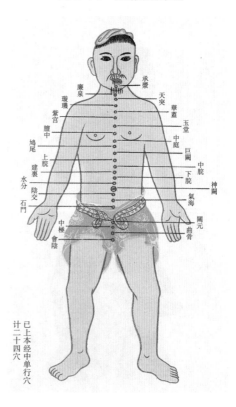

图 2-16　任脉

二、腧穴总论

腧穴是人体脏腑经络之气输注于体表的特殊部位。腧与"输"通,有转输、输注的含义,为经气转输之义;"穴"即孔隙的意思,言经气所居之处。腧穴在《黄帝内经》中有"节"、"会"、"气穴"、"气府"、"骨空"、"溪"等名称。

腧穴既是疾病的反应点,又是针灸施术的部位。《灵枢·九针十二原》记载:"欲以微针通其经脉,调其血气,营其逆顺出入之会。"说明针刺腧穴后,通过疏通经脉,调理气血,调整内脏病变,达到治疗疾病的目的。在临床上要正确运用针灸治疗疾病,必须掌握好腧穴的定位、归经、主治等基本知识。

腧穴的命名是从整体观念出发,把人体比做一个小天地,所以定名中有"天"、"星"、"山"、"地"、"陵"、"丘"、"谷"、"海"、"泉"、"池"、"溪"、"井"、"里"、"关"、"通"等名称,例如承山、上星、照海、商丘、阳陵、水沟、风池、后溪、合谷……亦有比拟动物躯体名称的,如鹤顶、犊鼻、伏兔、鱼腰;亦有以功能疗效命名的,如哑门、迎香、睛明;亦有以其相关的内脏命名的,如肺俞、心俞、脾俞、肾俞等 12 个俞穴。

(一) 腧穴通常可分为经穴、奇穴和阿是穴

1. 经穴　经穴的发展可以说是从"阿是穴"、"压痛点"上发展而来,所谓以痛为穴。到后来古人才将腧穴依其性质、经络运行的方向和与体内脏器的关系,用阴、阳、手、足、脏腑等名称将腧穴分属于十四经(十二经加上督脉、任脉,合称十四经)。经穴因其分布在十四经脉的循行线上,所以与经脉关系密切,它不仅可以反映本经经脉及其所属脏腑的病证,也可以反映本经脉所联系的其他经脉、脏腑之病证,同时又是针灸施治的部位。因此,腧穴不仅有治疗本经脏腑病证的作用,也可以治疗与本经相关经络脏腑之病证。

2. 奇穴和阿是穴　十四经以外的腧穴称作奇穴,在临床上有一定的使用价值。例如印堂、太阳、鹤顶、鱼腰等,就是大家惯用而有效的腧穴。它既有一定的穴名,又有明确的位置,又称"经外奇穴"。这些腧穴对某些病证具有特殊的治疗作用。奇穴因其所居人体部位的不同,其分布也不尽相同。有些位于经脉线外,如中泉、中魁;有些在经脉线内,如肘尖;有些有穴位组合之奇穴,如四神聪、四缝等穴。

阿是穴就是随压痛点来定的穴位,至今还是针灸医师的局部取穴法,特别在治疗各类酸痛病症时。阿是穴又称压痛点、天应穴、不定穴等。这一类腧穴既无具体名称,又无固定位置,而是以压痛点或其他反应点作为针灸部位。阿

是穴多位于病变的附近，也可在与其距离较远的部位。

（二）腧穴的作用

1. 治疗作用　针灸一定部位的腧穴可以治疗体内存在的相应病变。

（1）近治作用：这是所有腧穴主治作用中具有的共同特点，即"腧穴所在，主治所在"规律的体现。凡是腧穴均能治疗该穴所在部位及邻近组织、器官的疾病。

（2）远治作用：这是十四经腧穴主治作用的基本规律。在十四经腧穴中，尤其是十二经脉在四肢肘膝关节以下的腧穴，不仅能治疗局部病证，而且能治疗本经循行所涉及的远隔部位的组织、器官、脏腑的病证，甚至具有治疗全身疾患的作用。这是"经脉所过，主治所及"规律的反映。

（3）特殊作用：指针刺某些腧穴，对机体的不同状态，可起着双相的良性调整作用或相对的特异作用。例如泄泻时，针刺天枢能止泻；便秘时，针刺天枢又能通便。此外，腧穴的治疗作用还具有相对的特异性，如大椎穴退热，至阴穴矫正胎位，阑尾穴治疗阑尾炎等，均是其特殊的治疗作用。

2. 诊断作用　特别是腰背部的俞穴和腹部的募穴是诊治脏腑疾病的要穴。

（三）选用腧穴时的注意点

1. 要避开血管　针灸时除了特意放血之外，应避开血管，特别要注意大血管及深部血管的解剖位置。

2. 要避开瘢痕　瘢痕处针灸时特别疼痛，并且疗效差。瘢痕小的可以从瘢痕周围斜刺进针，瘢痕大的可换穴进针。

3. 注意残疾情况　主要是骨骼残疾者。如果骨骼变形，经络也随之移位，应按其情形寻找穴位。

4. 肿瘤　一般主张避开肿瘤。

（四）腧穴定位法

在临床上取穴的正确与否直接关系到治疗效果问题。因此必须掌握正确的取穴法。一般书上所述穴位间的距离及针刺深度，都以分、寸来计算的。下面是临床上常用的几种取穴法。

1. 自然标志取穴法　以人体表面所具的特征的部位作为标志，而定取穴位的方法，称为自然标志定位法。人体自然标志有两种：

固定标志法：即以人体表面固定不移，又有明显特征的部位作为取穴标志的方法。如人的五官、爪甲、乳头、肚脐等可作为取穴的标志。

活动标志法:是依据人体某局部活动后出现的隆起、凹陷、孔隙、皱纹等作为取穴标志的方法。如曲池屈肘取之。

2. 骨度分寸法　是以骨节为主要标志测量周身各部的大小、长短,并依其比例折算尺寸作为定穴标准的方法。常用的骨度分寸见表 2-1 和图 2-17。

表 2-1　常用骨度分寸表

分部	起止点	常用骨度	度量法	说明
头部	前发际至后发际	12寸	直寸	如前后发际不明,从眉心量至大椎穴作 18 寸,眉心至前发际 3 寸,大椎穴至后发际 3 寸
	耳后两完骨(乳突)之间	9寸	横寸	用于量头部的横寸
胸腹部	天突至歧骨(胸剑联合)	9寸	直寸	①胸部与肋部取穴直寸,一般根据肋骨计算,每一肋骨折做 1 寸 6 分 ②"天突"指穴名的部位
	歧骨至脐中	8寸		
	脐中至横骨上廉(耻骨联合上缘)	5寸		
	两乳头之间	8寸	横寸	胸腹部取穴的横寸,可根据两乳头之间的距离折量。女性可用左右缺盆穴之间的宽度来代替两乳头之间的横寸
背腰部	大椎以下至尾骶	21椎	直寸	背部腧穴根据脊椎定穴。一般临床取穴,肩胛骨下角相当第 6(胸)椎,髂嵴相当第 16 椎(第 4 腰椎棘突)
	两肩胛骨脊柱缘之间	6寸	横寸	
上肢部	腋前纹头(腋前皱襞)至肘横纹	9寸	直寸	用于手三阴、手三阳经的骨度分寸
	肘横纹至腕横纹	12寸		
侧胸部	腋以下至季胁	12寸	直寸	"季胁"指第 11 肋端
侧腹部	季胁以下至髀枢	9寸	直寸	"髀枢"指股骨大转子
下肢部	横骨上廉至内辅骨上廉(股骨内髁上缘)	18寸	直寸	用于足三阴经的骨度分寸
	内辅骨下廉(胫骨内髁下缘)至内踝高点	13寸		
	髀枢至膝中	19寸	直寸	①用于足三阴经的骨度分寸 ②"膝中"的水平线:前面相当于犊鼻穴,后面相当于委中穴
	臀横纹至膝中	14寸		
	膝中至外踝高点	16寸		
	外踝高点至足底	3寸		

3. 手指比量法　以患者手指为标准来定取穴位的方法。由于生长相关律的缘故,人类机体的各个局部间是相互关联的。由于选取的手指不同,节段

亦不同。可分以下几种：

中指同身寸法：是以患者的中指中节屈曲时内侧两端纹头之间作为 1 寸，可用于四肢部取穴的直寸和背部取穴的横寸（图 2-18）。

拇指同身寸法：是以患者拇指指间关节的横度作为 1 寸，亦适用于四肢部的直寸取穴（图 2-19）。

横指同身寸法：亦名"一夫法"，是令患者将食指、中指、无名指和小指并拢，以中指中节横纹处为准，四指横量作为 3 寸（图 2-20）。

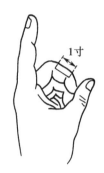

图 2-18　中指同身寸法

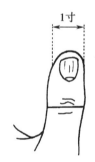

图 2-19　拇指同身寸法

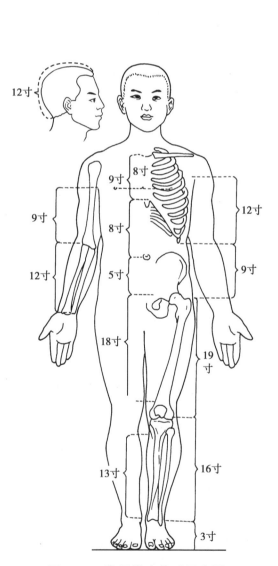

图 2-17　常用骨度分寸示意图

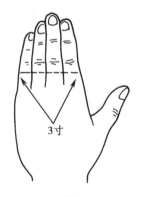

图 2-20　横指同身寸法

4. 特殊取穴法　此法是临床上一种简便易行的方法。如耳尖直上取百会,垂手中指端处取风市,食指交叉尽处取列缺,11肋端取章门,对脐取命门等。

(五) 特定穴

特定穴是指十四经上具有特殊治疗作用的经穴。它们除了具有经穴的共同主治特点外,还有其特殊的性能和治疗作用。

1. 五输穴　手足三阴三阳经在肘膝关节以下各有5个重要经穴——井、荥、输、经、合,统称"五输穴"。五输穴按井、荥、输、经、合的顺序,从四肢末端向肘膝方向依次排列,是有具体含义的。古代医家把经气在经脉中运行的情况,比做自然界的水流,以说明经气的出入和经过部位的深浅及其不同作用。如经气所出,像水的源头,称为"井";经气所溜,像刚出的泉水微流,称为"荥";经气所注,像水流由浅入深,称为"输";经气所行,像水在通畅的河中流过,称为"经";最后经气充盛,由此深入,进而汇合于脏腑,恰像百川汇合入海,称为"合"。

2. 背俞穴、募穴　背俞穴又称"俞穴",是脏腑经气输注于背腰部的腧穴,共十二俞穴。背俞穴均位于背腰部足太阳膀胱经第一侧线上。大体依脏腑位置的高低而上下排列,并分别冠以脏腑之名。募穴是脏腑经气汇聚于胸腹部的腧穴。它们均分布于躯干部,与脏腑有密切关系。

3. 原穴、络穴　原穴是脏腑原气输注、经过和留止于十二经脉四肢部的腧穴。十二经脉在腕、踝关节附近各有1个原穴,名"十二原"。在六阳经上,原穴单独存在,排列在输穴之后,即另置一原。六阴经的原穴则和五输穴中的输穴同穴名,即"阴经输代原"。

十五络脉从经脉分出处各有1个腧穴,称之为络穴,又称"十五络穴"。"络"有联络、散布之意。十二经的络穴多位于四肢肘膝关节以下,加之任脉络穴鸠尾位于腹,督脉络穴长强位于尾骶部,脾之大络大包位于胸胁,共十五穴,称"十五络穴"。

4. 郄穴　"郄"有空隙之意。郄穴是各经经气深集的部位。十二经脉及阴阳跷、阴阳维脉各有1个郄穴,共16个郄穴。多分布于四肢肘、膝关节以下。

5. 下合穴　下合穴又称六腑下合穴,是六腑经脉合于下肢三阳经的6个腧穴。下合穴主治六腑疾患卓有奇效,主要分布于下肢膝关节附近。

6. 八会穴　八会穴是指脏、腑、气、血、筋、脉、骨、髓等精气所汇集的8个腧穴,分布于躯干部和四肢部。

7. 八脉交会穴 奇经八脉与十二正经脉气相通的 8 个腧穴称为八脉交会穴,又叫交经八会。这 8 个穴位主要分布于肘膝关节以下。

8. 交会穴 两条或两条以上的经脉在循行过程中相互交叉会合,在会合部位的腧穴称交会穴,多分布于躯干部。

附1:常用穴位

(一) 手太阴肺经

1. 中府

类属:肺之募穴,手、足太阴之会。

穴性:清热利肺,止咳平喘。

主治:治肺癌主穴,食管癌配穴,并治气管炎、肺炎、哮喘、肺结核、肺脓肿、肋间神经痛、乳腺炎等。

2. 云门

主治:肺癌主穴,食管癌配穴,并治哮喘、扁桃体炎、咳嗽、肩背麻木、心脏病等。

3. 天府

主治:食管癌吐血、肺癌咯血。

4. 侠白

主治:食管癌吐血、肺癌咯血、心绞痛、气急、窦性心动过速、赤白汗斑。

5. 尺泽

类属:本经合穴。

穴性:清肺火,清上焦之热。

主治:治肺癌主穴,并治咳嗽、气喘、咯血、小儿惊风、胸膜炎、肋间神经痛、肘关节炎、膀胱括约肌麻痹。

6. 孔最

类属:手太阴肺经郄穴。

穴性:润肺止血,清热解表。

主治:咳嗽、咯血、失声、肘臂痛、扁桃体炎、肺炎。

7. 列缺

类属:本经络穴,八脉交会穴,通任脉。

穴性:宣肺祛风,疏经通络。

主治:肺癌配穴,并治感冒、咯血、气管炎、哮喘、面神经麻痹、三叉神经痛、腕关节炎。

8. 经渠

类属:手太阴所行,为经穴。

主治:呕吐、呃逆、热病不出汗、食管痉挛、扁桃体炎。

9. 太渊

类属:输穴,本经肺之原穴,为八会穴之一——脉会。

穴性:止咳,化痰,复脉。

主治:肺癌配穴,并治上感、气管炎、肺气肿、无脉症、腕关节炎、结膜炎、角膜炎。

10. 鱼际

类属:荥穴。

穴性:疏肺利咽,退热消炎。

主治:气管炎、哮喘、咯血、咽炎、扁桃体炎、小儿营养不良、窦性心动过速。

11. 少商

属性:井穴。

穴性:苏厥逆,清神志,利咽喉。

主治:食管癌、肺癌咽痛、肺癌发热、昏厥、肺炎、扁桃体炎、腮腺炎、食管狭窄黄疸、精神分裂。

(二)手少阴心经

1. 极泉

主治:乳腺癌配穴,并治心痹干呕、胁下痛、心包炎、肋间神经痛、癔病。

2. 少海

类属:合穴。

穴性:宁心安神,舒经通络。

主治:心绞痛、肋间神经痛、精神分裂症、肘关节炎。

3. 灵道

类属:经穴。

主治:急性舌骨肌麻痹、癔病、心内膜炎、肘部神经痛。

4. 通里

类属:络穴,别走手太阳。

穴性:宁心安神,息风和营。

主治:急性舌骨肌麻痹、遗尿、崩漏、月经过多。

5. 阴郄

类属:郄穴。

穴性:宁心安神,收敛止血。

主治:乳腺癌出血、癫痫、吐血、神经衰弱、窦性心动过速、肺结核。

6. 神门

类属:输穴,心之原穴。

穴性:养心血,宁神志,调心气。

主治:治癌配穴,并治心脏肥大、心内外膜炎、咽炎、舌骨肌麻痹、腕关节炎、失声。

7. 少府

类属:荥穴。

穴性:清心火。

主治:心悸、胸痛、遗尿、尿闭、月经过多、心动过速、外阴瘙痒。

8. 少冲

类属:井穴。

穴性:清神志,苏厥逆,泻心火。

主治:治癌配穴,并用于中风急救、心绞痛、发热昏迷、心肌炎、胸膜炎、中暑、喉炎。

(三)手厥阴心包经

1. 天池

类属:手足厥阴、少阳之会。

主治:乳癌、肺癌配穴。并治心脏外膜炎、脑出血、腋窝淋巴结炎、乳头炎、乳汁不足。

2. 曲泽

类属:合穴。

穴性:清心凉血,调胃理肠,镇痉挛。

主治:胸部癌症配穴,并治心肌炎、急性胃肠炎、支气管炎、手足抽搐症、妊娠恶阻。

3. 郄门

类属:郄穴。

穴性:宁心安神,清热凉血。

主治:心肌炎、胃出血、衄血、抑郁症、癔病、窦性心动过速。

4. 间使

类属:经穴。

穴性:调心气,清神志,祛胸膈痰瘀,疏厥阴与少阳邪气。

主治:癌症发热、心肌炎、心脏内外膜炎、精神分裂症、胃炎、子宫内膜炎、小儿抽搐。

5. 内关

类属:络穴,八脉交会穴,通于阴维。

穴性:宁心安神,和胃降逆,理气止痛。

主治:治癌重要配穴,甲状腺癌主穴。并治无脉症、癔病、精神分裂症、胃肠炎、肋间神经痛、黄疸、产后虚脱。

6. 大陵

类属:输穴,为心包原穴。

穴性:清心安神,和胃宽胸,清营凉血。

主治:癌症配穴,并治精神分裂症、心肌炎、肋间神经痛、扁桃体炎、急性胃炎、胃出血、神经衰弱。

7. 劳宫

类属:荥穴。

穴性:清心泄热,安神和胃。

主治:癌症配穴,并治昏迷、休克、高血压、心绞痛、癔病、精神分裂症、口腔炎、鹅掌风、小儿齿龈炎。

8. 中冲

类属:井穴。

穴性:开窍苏厥,清心退热。

主治:用于脑出血急救、心肌炎、休克、小儿消化不良、小儿夜惊。

(四) 手阳明大肠经

1. 商阳

类属:井穴。

穴性:解表退热,清肺利咽,疏泄阳明邪热。

主治:肝癌、食管癌、肺癌发热,并治口腔炎、喉头炎、扁桃体炎、颜面组织炎、胸膜炎口部诸肌萎缩。

2. 二间

类属:荥穴。

穴性;散邪热,利咽喉。

主治:鼻衄、口眼㖞斜、喉头炎、食管狭窄、肩背和臂神经痛。

3. 三间

类属:输穴。

穴性:泄邪热,利咽喉,调腑气。

主治:手指手背红肿、腹泻、喘息、结膜炎。

4. 合谷

类属:原穴。

穴性:疏风解表,理肺调胃,通络镇痛。

主治:头颈部癌症主穴,治癌配穴,并治感冒、鼻炎、癔病、精神分裂症、齿神经痛、痛经、闭经、催产、单纯性甲状腺肿、小儿惊风、角膜白斑。

5. 阳溪

类属:经穴。

穴性:祛风邪火,疏散阳明邪热。

主治:耳鸣、耳聋、齿神经痛、小儿消化不良、胬肉、手腕痛。

6. 偏历

类属:络穴,别走手太阴。

穴性:清肺气,调水道,通脉络。

7. 温溜

类属:郄穴。

穴性:清邪热,理肠胃。

主治:头颈部癌发热、扁桃体炎、腮腺炎、舌炎、下肢痉挛、前臂痛、喉痹。

8. 曲池

类属:合穴。

穴性:疏邪热,利关节,祛风湿,调气血。

主治:各种癌症重要补穴,并治发热、肺炎、扁桃体炎、高血压、偏瘫、伤寒、麻疹、贫血、甲状腺肿大、肘关节周围炎。

9. 臂臑

类属:手阳明络之会,手足太阳、阳维之会。

主治:颈淋巴结结核、臂神经痛、颈项拘急、肩背痛不得举。

10. 肩髃

类属:手阳明、阳跷之会。

穴性:祛风利湿,活血通络。

主治:偏瘫、高血压、乳腺炎、颈淋巴结结核、肩关节炎、枕部肌痉挛。

11. 天鼎

穴性:利咽喉,清肺气。

主治:食管癌主穴,并治扁桃体炎、喉头炎、舌骨肌麻痹。

12. 扶突

主治:低血压、唾液分泌过多、咳嗽、气喘、舌骨肌麻痹。

13. 迎香

类属:手、足阳明之会。

穴性:通鼻窍,散风,清火。

主治:鼻咽癌配穴,并治急慢性鼻炎、鼻窦炎、鼻衄、嗅觉减退、面神经麻痹、胆道蛔虫症。

(五)手太阳小肠经

1. 少泽

类属:井穴。

穴性:散风热,通乳汁,清心火。

主治:乳腺炎、乳汁分泌减少、精神分裂症、心性头痛、咽喉炎、胬肉、角膜白斑、心脏肥大。

2. 前谷

类属:荥穴。

主治:癫痫、耳鸣、咯血、呃逆、乳腺炎、乳汁分泌减少。

3. 后溪

类属:输穴,八脉交会穴之一,通于督脉。

穴性:疏风,通络,敛汗,清神。

主治:疟疾、癫痫、精神分裂症、肋间神经痛、落枕、角膜炎、角膜白斑。

4. 腕骨

类属:原穴。

穴性:疏太阳经邪,清小肠湿热。

主治:胆囊炎、口颊炎、角膜白斑、胸膜炎、肘腕部及五指关节炎。

5. 阳谷

类属:经穴。

主治:脑主体肿瘤主穴,治癌重要补穴,并治尺神经痛、癫痫、口腔炎、齿龈炎、肋间疼痛。

6. 养老

类属:郄穴。

主治:视神经萎缩、眼球充血、肩臂运动神经痉挛、麻痹。

7. 支正

类属:络穴,经络别走少阴。

穴性:清神志,解表热,疏经邪。

主治:神经衰弱、睑腺炎、肱神经痛、前臂痉挛。

8. 小海

类属:合穴。

穴性:散太阳经邪,通小肠热结,祛风气,清神志。

主治:肩、肱、肘、臂肌痉挛,尺骨神经痛,精神分裂症,舞蹈病,小腹神经痛。

9. 肩贞

穴性:舒筋活络。

主治:耳鸣聋、肩关节及其周围软组织炎、腋多汗、腋桡神经痛。

10. 臑俞

类属:手太阳、足太阳、阳维脉、阳跷脉交会穴。

主治:乳癌配穴,并治颈颌部肿痛,肩臂痛不可举。

11. 天宗

穴性:疏风活络。

主治:食管癌、肺癌配穴,并治肩胛神经痉挛及麻痹、肱神经痛、颊颌肿、上肢不能上举。

12. 肩外俞

主治:肩胛神经痛、痉挛、麻痹、肺炎、胸膜炎、低血压。

13. 肩中俞

主治:支气管炎、肩胛神经痛、视力减退。

14. 天容

主治:胸膜炎、肋间神经痛、耳鸣耳聋、齿龈炎、胸背神经痉挛。

15. 听宫

类属:手足少阳、手太阳之会。

穴性:祛风邪,通耳窍。

主治:听神经瘤主穴,并治耳鸣耳聋、外耳道炎、中耳炎、耳源性眩晕、面神经麻痹、止齿痛。

（六）手少阳三焦经

1. 关冲

类属:井穴。

穴性:疏经络气火,解三焦郁热。

主治:伤寒、咽喉炎、结膜炎、角膜白斑、小儿消化不良、唇干舌裂。

2. 液门

类属:荥穴。

主治:贫血、耳聋、耳鸣、角膜白斑、咽喉炎、肱及前臂痉挛、精神病。

3. 中渚

类属:输穴。

穴性:输少阳气机,解三焦邪热。

主治:耳鸣耳聋、角膜白斑、肘腕部关节炎及五指不能伸屈。

4. 阳池

类属:原穴。

穴性:清三焦邪热,疏经络气滞。

主治:各种癌症重要补气穴,并治疟疾、耳聋、感冒、神经性耳聋、扁桃体炎、糖尿病、腕关节炎。

5. 外关

类属:络穴,八脉交会穴之一,通奇经阳维。

穴性:祛六淫表邪,疏三焦壅热,通经络气滞。

主治:肿瘤发热、肺炎、伤寒、耳下腺炎、前臂神经痛、手颤、流行性感冒。

6. 支沟

类属:经穴。

穴性:利气,调肠。

主治:肝癌、胆囊癌配穴,并治直肠、结肠癌便秘、心绞痛、胸膜炎、肺炎、肋间神经痛、习惯性便秘、上肢瘫痪。

7. 会宗

类属:郄穴。

主治:舞蹈病、听觉麻痹、臂及前臂神经痛或痉挛。

8. 天井

类属:合穴。

穴性:祛风化湿,通经活络。

主治:各种癌的颈淋巴结转移、淋巴结炎、颈淋巴结核、荨麻疹、皮炎、癫痫、气管炎、睑缘炎、肘关节炎。

9. 臑会

类属:手阳明、少阳之络交会于此,手少阳、阳维之会。

主治:颈项炎、项瘿气痛、肩胛及肱部肌肉痉挛和麻痹。颊颌肿、上肢不能上举。

10. 翳风

类属:手、足少阳之会。

穴性:聪耳明目,祛风活络。

主治:听神经瘤主穴,鼻咽癌配穴,并治外耳道炎、中耳炎、神经性耳鸣、颜面神经麻痹、耳下腺炎、颌下腺炎、一切风疾。

11. 角孙

类属:手太阳、手足少阳之会。

主治:角膜白斑、齿龈炎、口裂诸肌痉挛、口腔炎、甲状腺肿、耳廓部红肿。

12. 耳门

穴性:通气机,开耳窍,疏邪热。

主治:鼻咽癌配穴,听神经瘤主穴,脑垂体瘤配穴,并治耳鸣耳聋、中耳炎、头痛、神经性耳鸣、口裂诸肌痉挛。

13. 丝竹空

穴性:清火泄热,祛风活络。

主治:神经性头痛、面神经麻痹、近视眼、结膜炎、角膜白斑。

(七) 足阳明胃经

1. 承泣

类属:阳跷、任脉、足阳明之会。

穴性:祛风散火,疏邪明目。

主治:角膜炎、胬肉、结膜炎、近视、青光眼、白内障、视神经炎、口角肌痉挛。

2. 地仓

类属:手足阳明、任脉、阳跷之会。

穴性:祛风邪,通气滞,利机关。

主治:下颌骨癌主穴,并治颜面神经麻痹、三叉神经痛、口裂及眼诸肌痉挛、语言障碍、颜面浮肿及神经麻痹、耳下腺腮腺炎、眼球痉挛。

3. 颊车

穴性:祛风通络。

主治:扁桃体癌、下颌骨癌主穴,并治面神经麻痹、三叉神经痛、腹肌痉挛、耳下腺炎、齿神经痛、口腔炎。

4. 下关

类属:足阳明、少阳之会。

穴性:祛风邪,利机关。

主治:上颌窦癌、鼻咽癌主穴,并治齿神经痛、颜面神经麻痹、中耳炎、牙关脱臼、腮腺炎。

5. 头维

类属:足阳明、少阳、阳维之会。

穴性:祛风泻火,止痛明目。

主治:偏头痛、前额神经痛、结膜炎。

6. 人迎

类属:足阳明、少阳之会。

穴性:利咽消瘿、止咳平喘。

主治:癌症补气穴,并治扁桃体炎、急慢性喉炎、甲状腺肿、支气管哮喘、低血压。

7. 气舍

主治:扁桃体炎、支气管炎、喘息、喉头炎、膈肌痉挛、消化不良。

8. 缺盆

主治:癌症常规配穴,并治胸膜炎、肋间神经痛、扁桃体炎、淋巴结核。

9. 乳根

穴性:和营通络,止咳平喘。

主治:乳癌、食管癌主穴,并治乳汁减少、乳腺炎、支气管炎、胸膜炎、肋间神经痛。

10. 不容

穴性:降逆和胃,理气镇痛。

主治:胃癌配穴,并治溃疡病、胃扩张及下垂、膈肌痉挛、胆道蛔虫症。

11. 承满

主治:胃癌配穴,并治急慢性胃炎、胃神经痛、腹直肌痉挛、腹膜炎、黄疸。

12. 梁门

穴性:调脾胃,化积滞。

主治:胃癌、肝癌配穴,并治胃神经痛、胃炎、胃溃疡、气块疼痛。

13. 关门

主治:肠癌配穴,并治急性胃炎、胃痉挛、消化不良、便秘、遗尿、肠炎。

14. 滑肉门

主治:肠癌配穴,并治肾炎、水肿、子宫内膜炎、舌下腺炎、精神病、癫痫。

15. 天枢

类属:大肠之募穴。

穴性:疏泄肠胃,理气消滞。

主治:肠癌主穴,宫颈癌配穴。并治胃炎、肠炎、小儿消化不良、细菌性痢疾、阑尾炎、肠粘连、肠梗阻、便秘、附件炎。

16. 水道

主治:子宫颈癌、卵巢癌主穴,下腹腔癌配穴,并治癌症腹水、脱肛、睾丸炎、膀胱炎、肾炎。

17. 归来

穴性:调血室精宫,清湿热下注。

主治:子宫颈癌、卵巢癌主穴,下腹腔癌配穴,并治癌症腹水、睾丸炎、卵巢炎、子宫内膜炎、经闭、白带过多、子宫脱垂、前列腺炎。

18. 气冲

穴性:舒宗筋,散厥气,调膀胱,和营血。

主治:睾丸癌主穴,肝癌、肠癌、宫颈癌配穴,并治男女生殖器疾患、阴肿茎痛、睾丸痛、胎产诸疾。

19. 伏兔

穴性:祛风利湿,活血通络。

主治:血栓性脉管炎、股外侧皮神经炎、膝关节炎、荨麻疹。

20. 梁丘

类属:郄穴。

主治:膝关节炎、胃痉挛、糖尿病。

21. 犊鼻

主治:下肢骨癌配穴,并治膝关节炎,膝盖部神经痛,脚气。

22. 足三里

类属:合穴。

穴性:理脾胃,调中气,和肠消滞,有扶正培元、祛邪防痛作用。

主治:癌症病人强壮穴,并治急慢性胃炎、腹腔炎、腹膜炎、尿路感染、动脉硬化、痢疾、肠粘连、高血压。平时施用有保健作用。

23. 阑尾

主治:阑尾炎、肠痛、腹暴痛。

24. 上巨虚

类属:大肠下合穴。

主治:结肠癌主穴,并治急慢性肠胃炎、阑尾炎、胆囊炎、脚气病。

25. 下巨虚

类属:小肠下合穴。

主治:急慢性肠炎、风湿性关节炎、贫血、肋间神经痛、癫痫、扁桃体炎。

26. 丰隆

类属:络穴,别走足太阴。

穴性:化痰湿,宁神志。

主治:肺癌配穴,癌病淋巴结转移主穴。并治哮喘,支气管炎、癔病、脑出血、血栓闭塞性脉管炎、习惯性便秘。

27. 解溪

类属:经穴。

穴性:扶脾气,化湿滞,清胃热,宁神志。

主治:癌症病人全身强壮穴,并治胃炎、肠炎、脑贫血、癫痫、下肢肌炎。

28. 冲阳

类属:原穴。

穴性:扶土化湿,和胃宁神。

主治:癌症病人全身强壮穴,并治下肢神经痛及麻痹、齿龈炎、癫痫、面部浮肿。

29. 陷谷

类属:输穴。

主治:胃癌、肝癌配穴,并治结膜炎、腹水、颜面浮肿、间歇热、足背肿痛。

30. 内庭

类属:荥穴。

穴性:清胃泄热,理气镇痛。

主治:胃癌、肝癌配穴,并治肠胃炎、扁桃体炎、三叉神经痛、齿神经痛。

31. 厉兑

类属:井穴。

穴性:通经苏厥,和胃清神,疏泄阳明邪热。

主治:癔病、急性鼻炎、扁桃体炎、脑贫血、神经衰弱、腹股沟以下神经痛、腹水、水肿。

(八)足太阳膀胱经

1. 睛明

类属:手足太阳、足阳明、阴跷、阳跷之会。

穴性:疏风泻火,滋水明目。

主治:眼内肿瘤主穴,并治急性结膜炎、泪囊炎、泪腺炎、沙眼等各种原因所致眼球出血,角膜炎,白斑,视网膜炎,视神经炎,视神经萎缩,夜盲,近视眼,鼻塞,胬肉。

2. 攒竹

穴性:祛风,清热,明目。

主治:鼻咽癌主穴,脑垂体肿瘤主穴,并治前额神经痛、角膜炎、结膜炎、泪囊炎、近视、眼睑震颤、视神经炎、颜面神经麻痹、角膜白斑、癫狂。

3. 天柱

穴性:疏风活络,清热利咽。

主治:脑部肿瘤配穴,并治枕大神经痛、肩胛肌痉挛、神经衰弱、癔病、鼻出血、咽喉炎、喉头炎、嗅觉障碍。

4. 大杼

类属:手足太阳、少阳之会。督脉别络,八会穴之一——骨会。

穴性:祛风邪,解表热,舒筋脉,调骨节。

主治:脑部肿瘤、肺癌配穴,并治癌症病人贫血和白细胞减少。

5. 风门

类属:督脉、足太阳之会。

穴性:祛风宣肺,疏经解表。

主治:肺癌主穴,并治流行性感冒、肺炎、支气管炎、胸膜炎、百日咳、项背部诸肌痉挛。

6. 肺俞

穴性:调肺气,补劳损,清虚热,和营血。

主治:肺癌主穴,并治肺结核、肺炎、支气管炎、胸内外膜炎、心内外膜炎、黄疸、皮肤瘙痒、小儿营养不良、癫痫、喉痹。

7. 厥阴俞

主治:食管癌主穴,并治心脏肥大、心外膜炎、呃逆、呕吐、齿神经痛、牙痛。

8. 心俞

穴性:宁心安神,理血调气。

主治:食管癌配穴,肺癌主穴,并治心脏疾患、神经衰弱、癫痫、精神分裂症、肋间神经痛、食管狭窄、胃出血。

9. 督俞

主治:食管癌主穴,并治心内外膜炎、腹痛、心绞痛。

10. 膈俞

类属:血会。

穴性:清血热,理虚损。和胃气,宽胸。

主治:食管癌主穴,胃癌、肝癌配穴,并治肺、胃、肠出血,胃炎,食管狭窄,心脏内外膜炎,心悸,胸膜炎。

11. 肝俞

穴性:补营血,消膈瘀,祛肝胆湿热,宁神明目。

主治:肝癌主穴,宫颈癌、食管癌配穴,并治急慢性肝炎、胆囊炎、胃炎、消化道溃疡出血、高血压、耳源性眩晕、肋间神经痛、精神分裂症、月经不调。

12. 胆俞

穴性:清胆火,祛湿热,和胃宽膈,明目。

主治:肝癌、胆囊癌主穴,并治胆囊炎、急慢性肝炎、胃炎、腋窝淋巴结炎。

13. 脾俞

穴性:扶土祛水湿,理脾助运化。

主治:胃癌、食管癌主穴,宫颈癌配穴,并治胃炎、肠炎、肝炎、胃下垂、肾炎、贫血、消化不良、细菌性痢疾、糖尿病、出血性疾患。

14. 胃俞

穴性:调中和胃,化湿消滞,扶中气虚弱。

主治:胃癌主穴,宫颈癌配穴,并治胃痛、胃溃疡、胃扩张、胃痉挛、肠炎、肝肿大、小儿夜盲。

15. 三焦俞

主治:癌症重要配穴,并治胃肠炎、肾炎、夜尿、遗精、水肿。

16. 肾俞

穴性:益肾气,聪耳目,强腰背,祛水湿,益水壮火。

主治:癌症重要配穴,宫颈癌主穴,并治肾炎、肾绞痛、遗尿、尿血、尿崩、附件炎、性功能障碍、腰痛、腰骶部软组织损伤。

17. 气海俞

主治:结肠癌配穴,并治腰神经痛、痔疮、高血压。

18. 大肠俞

穴性:疏调二肠,理气化滞。

主治:结肠癌主穴,并治肠炎、肠麻痹、肠梗阻、肠出血、脊柱肌痉挛、腰神经痛、遗尿。

19. 关元俞

主治:膀胱癌主穴,并治肠炎、夜尿症、糖尿、腰神经痛。

20. 小肠俞

穴性:理小肠,化滞积,别清浊。

主治:膀胱癌主穴,并治肠炎、肠疝痛、便秘、尿血、痔疮、子宫内膜炎、遗精、腰骶神经痛。

21. 膀胱俞

穴性:调膀胱,宣下焦,利腰背,祛风湿。

主治:膀胱癌主穴,并治膀胱炎、遗尿、便秘、子宫内膜炎、腰骶神经痛。

22. 中膂俞

主治:宫颈癌配穴,并治糖尿病、肠炎、腹膜炎、腰及坐骨神经痛。

23. 白环俞

主治:宫颈癌配穴,并治骶骨神经痛、坐骨神经痛、肛门诸肌痉挛、子宫内膜炎、尿闭、遗精。

24. 上髎

类属:足太阳、少阳之络。

主治:宫颈癌配穴,并治便秘、尿闭、子宫内膜炎、卵巢炎、睾丸炎、白带多、衄血。

25. 次髎

穴性:理下焦,健腰膝。

主治:宫颈癌配穴,并治子宫内膜炎、卵巢炎、输卵管炎、睾丸炎等男女生殖系疾患,尿闭。

26. 中髎

类属:足厥阴少阳所络之会。

主治:宫颈癌配穴,并治子宫内膜炎、睾丸炎、卵巢炎、赤白带下、便秘、尿闭。

27. 下髎

主治:宫颈癌配穴,并治睾丸炎、子宫内膜炎、便秘、尿闭、肠出血。

28. 会阳

主治:肠炎、肠出血、痔疮、阴部瘙痒、阴部神经性皮炎、白带、腰腿疼。

29. 膏肓

穴性:补肺健脾,治痨益损,宁心培肾,扶元杀虫。

主治:癌症重要配穴,并治肺结核、胸膜炎、气喘、神经衰弱、遗精;并有强身和预防疾病作用。

30. 胃仓

穴性:和胃化湿,理气畅中。

主治:胃癌、肠癌配穴,并治胃炎、背神经痛。

31. 肓门

主治:胃癌、肠癌配穴,并治妇人乳疾、心下大坚、便秘。

32. 志室

穴性:补肾益精,利溲导湿。

主治:肾癌主穴,膀胱癌配穴,并治肾炎、前列腺炎、性功能衰退。

33. 殷门

主治:腰背肌强直不可俯卧、坐骨神经痛、股部发炎、下肢麻痹或瘫痪。

34. 委阳

类属:三焦下合穴。

穴性:通三焦,疏水道,利膀胱。

主治:消除癌肿炎症,并治肾炎、膀胱炎、腓肠肌痉挛、癫痫、下肢痉挛。

35. 委中

类属:合穴,膀胱下合穴。

穴性:清血泄热,舒筋通络,祛风湿,利腰膝。

主治:癌症炎症和发热,并治膀胱炎、急性肠胃炎、腓肠肌痉挛、膝关节炎、腰背神经痛、霍乱、中暑。

36. 承筋

主治:直肠癌配穴,并治呕吐、腹泻、便秘、痔疮、腓肠肌痉挛、腰背神经痉挛。

37. 承山

穴性:舒筋凉血,和肠疗痔。

主治:直肠癌配穴,并治痔疾、便秘、脱肛、急性肠胃炎、霍乱、腰背神经和腓肠肌痉挛。

38. 飞扬

类属:络穴,别走少阴。

穴性:祛太阳经邪,散经络风湿。

主治:痔疾、癫痫、鼻衄、眩晕、风湿性关节炎。

39. 跗阳

类属:阳跷之郄穴。

主治:三叉神经痛、腹痛、下肢瘫痪、霍乱转筋。

40. 昆仑

类属:经穴。

穴性:健腰强肾,祛风理湿。

主治:脑垂体肿瘤配穴,并治坐骨神经痛、膝踝关节炎、神经性头痛、佝偻病、阴门肿痛、胎盘不下、痔疮出血。

41. 仆参

类属:阳跷之本。

主治:癫痫、足踝痛、膝关节炎、腓肠肌和足跖肌麻痹。

42. 申脉

类属:八脉交会穴,通阳跷。

穴性:疏表邪,治风疾,宁神志,舒筋脉。

主治:脑膜炎、精神分裂症、神经性头痛、动脉硬化、脑出血、子宫痉挛。

43. 金门

类属:郄穴,阳维别属。

主治:癫痫、小儿惊厥、腹膜炎、膝盖麻痹。

44. 京骨

类属:原穴。

穴性:祛风疏邪,宁心清脑。

主治:心肌炎、脑出血、脑膜炎、癫痫、佝偻病、鼻衄、目赤白翳。

45. 束骨

类属:输穴。

主治:癫痫、痔疾、疔疮、耳聋、结膜炎、腰背神经痛、泪管狭窄。

46. 足通谷

类属:荥穴。

主治:癫痫、鼻衄、善惊、胃炎、子宫充血。

47. 至阴

类属:井穴。

穴性:疏巅顶风邪,宣下焦气机。

主治:胎位不正、梅尼埃综合征、眼球充血、角膜白斑、脑出血、关节炎。

（九）足少阳胆经

1. 瞳子髎

类属:手太阳、手足少阳之会。

穴性:祛风泄热,疏经通气,止痛明目。

主治:眼内肿瘤主穴,并治角膜炎、视网膜炎、夜盲、视神经萎缩、目翳、头痛。

2. 听会

穴性:疏通气机闭塞,清泻肝胆湿火,祛风邪,开耳窍。

主治:听神经瘤主穴,并治聋哑、中耳炎、耳鸣耳聋、颜面神经麻痹、下颌骨脱臼、牙痛、腮腺炎。

3. 上关

类属:手足少阳、足阳明之会。

主治:上颌窦癌主穴,并治耳鸣耳聋、口眼㖞斜、口噤不开、偏头痛、齿神经痛、口角诸肌痉挛。

4. 风池

类属:手足少阳、阳维之会。

穴性:祛风解表,明眼目,利机关。

主治:脑瘤配穴,并治流行性感冒、鼻炎、脑疾患、耳聋、神经性皮炎、迷走神经及副神经功能异常。

5. 肩井

类属:手足少阳、足阳明、阳维之会。

穴性:疏风通络,行气活血。

主治:乳癌主穴,肺癌配穴,并治中风后遗症、颈项肌痉挛、脑充血、功能性子宫出血、颈淋巴结核。

6. 渊腋

主治:乳癌配穴,并治咳嗽、发热、胸膜炎、胸肌痉挛、肋间神经痛。

7. 日月

类属:募穴,足太阴、少阳、阳维之会。

穴性:疏胆气,化湿热,和中焦。

主治:胆囊癌主穴,胃癌、肝癌配穴,并治胆囊炎、急性肝炎、横膈痉挛、黄疸、胃疾患。

8. 京门

类属:肾之募穴。

穴性:温肾寒,导水湿,降胃逆。

主治:肝癌配穴,并治肾炎、肠疝痛、肋间神经痛、肠雷鸣。

9. 带脉

类属:足少阳、带脉之会。

穴性:束带脉,调营血,滋肝肾,理下焦。

主治:肝癌、子宫颈癌配穴,并治子宫内膜炎、月经不调、白带多、膀胱炎、外伤性截瘫。

10. 五枢

类属:足少阳、带脉之会。

主治:宫颈癌主穴,并治子宫内膜炎、赤白带下、睾丸炎、泌尿系疾患、胃痉挛、便秘。

11. 维道

类属:足少阳、带脉之会。

穴性:疏气滞,理二肠,束带脉。

主治:宫颈癌主穴,并治子宫内膜炎、附件炎、子宫脱垂、肠疝痛、肠功能紊乱、习惯性便秘。

12. 环跳

类属:足少阳、太阳之会。

穴性:疏散经络风湿,宜利腰髀气滞。

主治:宫颈癌主穴,并治坐骨神经痛、中风偏瘫、风湿性关节炎、风疹、髋关节炎。

13. 风市

穴性:祛风冷,散寒湿,强筋骨,调气血。

主治:偏瘫、坐骨神经痛、膝关节炎。

14. 阳陵泉

类属:合穴,筋会。

穴性:舒筋脉,清胆热,疏经络湿滞。

主治:胆囊癌、肝癌配穴,并治胆囊炎、胆道蛔虫症、肝炎、偏瘫、便秘、肋间神经痛、膝关节炎。

15. 阳交

类属:阳维之郄穴。

穴性:祛风活络理气。

主治:胸膜炎、胆囊炎、肋间神经痛、坐骨神经痛。

16. 外丘

类属:郄穴。

主治:头痛、项强、腓肠肌痉挛、癫痫、胸膜炎。

17. 光明

类属:络穴,别走厥阴经穴。

穴性:调肝明目,祛风利湿。

主治:夜盲、视神经萎缩症、精神病、腓肠部神经痛。

18. 阳辅

类属:经穴。

主治:偏头痛、腋窝淋巴结炎、颈淋巴结结核。

19. 悬钟

类属:足三阳络,八会穴之一——髓会。

穴性:泻胆火,清髓热,祛经络风湿。

主治:癌症病人贫血及白细胞减少,骨癌配穴,并治颈淋巴结结核、膝踝关节炎、偏头痛、落枕、偏瘫。

20. 丘墟

类属:原穴。

穴性:祛半表半里之邪,清肝胆,化湿热,疏厥气。

主治:胆囊癌、肝癌配穴,并治肝炎、胆囊炎、乳腺炎、颈淋巴结结核、肋间神经痛、踝关节炎、腓肠肌痉挛。

21. 足临泣

类属:输穴,八脉交会穴,通带脉。

穴性:疏泄肝胆,祛风明目。

主治:腹腔癌配穴,并治偏头痛、结膜炎、乳腺炎、甲状腺肿、颈淋巴结结核、肋间神经痛。

22. 侠溪

类属:荥穴。

穴性:清热,息风,止痛。

主治:脑出血、耳鸣耳聋、肋间神经痛。

23. 足窍阴

类属:井穴。

穴性:息风阳,清肝胆,疏痰。

主治:脑出血、神经性头痛、肋间神经痛、神经衰弱。

(十) 足太阴脾经

1. 隐白

类属:井穴。

穴性:调血统血,扶脾温脾,清心宁神,温阳回厥。

主治:功能性子宫出血、子宫痉挛、月经过多、精神分裂症、神经衰弱、急性肠胃炎、消化道出血。

2. 大都

类属:荥穴。

主治:宫颈癌配穴,并治脑出血、胃痉挛、腹直肌痉挛、小儿搐搦、呕逆。

3. 太白

类属:输穴,原穴。

穴性:扶脾土,和中焦,调气机,助运化。

主治:胃痉挛、呕吐、消化不良、肠出血、下肢麻痹。

4. 公孙

类属:络穴,别走阳明,八脉交会穴之一,通冲脉。

穴性:扶脾胃,理气机,调血海,和冲脉。

主治:胃癌配穴,并治胃神经痛、肠炎、子宫内膜炎、心肌炎、胸膜炎、神经性呕吐、足踝关节炎。

5. 商丘

类属:经穴。

主治:胃炎、肠炎、消化不良、黄疸、百日咳、痔疮、腓肠肌痉挛。

6. 三阴交

类属:足太阴、厥阴、少阴之会。

穴性:扶脾土,助运化,通气滞,疏下焦,调血室精宫,祛经络风湿。

主治:宫颈癌主穴,并治功能性子宫出血、睾丸炎、遗精、遗尿、消化不良、荨麻疹、湿疹、男女生殖器疾患。

7. 地机

类属:郄穴。

穴性:和脾理血,调理胞宫。

主治:胰腺癌主穴,并治胃痉挛、精液少、遗精、痛经、月经过多、白带过多、糖尿病。

8. 阴陵泉

类属:合穴。

穴性:运中焦,化湿滞,调膀胱,祛风冷。

主治:癌症腹水,并治肾炎、腹膜炎、尿闭、遗尿、肠炎、细菌性痢疾、阴道炎、尿路感染、膝关节炎。

9. 血海

穴性:调血清血,宣通下焦。

主治:宫颈癌主穴,癌症贫血,并治功能性子宫出血、子宫内膜炎、附件炎、荨麻疹、湿疹、神经性皮炎、贫血。

10. 大包

类属:脾之大络。

穴性:统诸络,束筋骨。

主治:肺癌、乳癌、食管癌配穴,并治心内膜炎、胸胁痛、喘息、胸膜炎。

(十一) 足少阴肾经

1. 涌泉

类属:井穴。

穴性:清肾热,降阴火,宁神志,苏厥逆。

主治:神经性头痛、脑出血、休克、中暑、心肌炎、急性扁桃体炎、下肢痉挛。

2. 然谷

类属:荥穴。

穴性:退肾热,疏厥气,理下焦。

主治:癌症重要配穴,并治咽喉炎、心肌炎、膀胱炎、遗尿、糖尿病、破伤风。

3. 太溪

类属:输穴,肾之原穴。

穴性:滋肾阴,退虚热,壮元阳,理胞宫。

主治:癌症重要补穴,并治喉炎、肺气肿、哮喘、乳腺炎、心内膜炎、肾炎、膀胱炎、性功能紊乱。

4. 大钟

类属:络穴,别走太阳。

穴性:调肾和血,补益精神。

主治:食管狭窄、便秘、子宫痉挛、神经衰弱、痴呆、足跟痛。

5. 水泉

类属:郄穴。

穴性:通调经血,疏泄下焦。

主治:闭经、膀胱痉挛、小便淋沥。

6. 照海

类属:阴跷脉所生,八脉交会穴,通于阴跷。

穴性:通经和营,泻火疏气,清神志,利咽喉。

主治:癌症重要补穴,并治扁桃体炎、癔病、癫痫、精神病、子宫脱垂、神经衰弱、失眠。

7. 复溜

类属:经穴。

穴性:疏玄府,利导膀胱,祛湿消滞,滋肾润燥。

主治:癌症重要补穴,并治肾炎、睾丸炎、尿道炎、功能性子宫出血、白带、肠炎、痢疾、下肢瘫痪。

8. 交信

类属:阴跷之郄穴。

主治:癌症重要补穴,并治便秘、月经不调、肠炎、腹膜炎、睾丸炎、脊髓炎。

9. 筑宾

类属:阴维之郄穴。

主治:睾丸炎、腓肠肌痉挛、癫痫、精神分裂症、小儿胎毒。

10. 阴谷

类属:合穴。

穴性:通溲,滋肾清热,疏泄厥气,利导下焦。

主治:功能性子宫出血、阴道炎、外阴炎、阳痿、阴茎痛。

11. 气穴

类属:足少阴、冲脉之会。

主治:结膜炎、月经不调、白带。

12. 肓俞

类属:足少阴、冲脉之会。

穴性:清肾热,疏厥气,调冲脉,利下焦。

主治:胃痉挛、肠疝痛、习惯性便秘、子宫痉挛。

13. 幽门

类属:足少阴、冲脉之会。

主治:胃扩张、胃痉挛、胃炎、腹直肌痉挛、肋间神经痛。

14. 步廊

主治:鼻塞不通,咳逆,呕吐不嗜食。

15. 神封

主治:呕吐、乳痛。

16. 灵墟

主治:咳逆、乳痛。

17. 彧中

主治:哮喘,呕吐、胸痛。

18. 俞府

主治:腹胀、呕吐、胸痛。

(十二) 足厥阴肝经

1. 大敦

类属:井穴。

穴性:疏泄厥气,调经和营,理下焦,回厥逆,清神志。

主治:睾丸炎、子宫脱垂、精索神经痛。

2. 行间

类属:荥穴。

穴性:泻肝火,凉血热,清下焦,息风阳。

主治:睾丸炎、肠疝痛、小儿急性搐搦。

3. 太冲

类属:输穴,原穴。

穴性:清泄肝阳,疏泄下焦湿热。

主治:肝癌配穴,并治肠疝痛、功能性子宫出血、乳腺炎、肠炎。

4. 中封

类属:经穴。

主治:肝癌配穴,为治黄疸要穴,并治肝炎。

5. 蠡沟

类属:络穴,别走少阳。

穴性:子宫内膜炎、尿闭、性功能亢进。

6. 中都

类属:郄穴。

主治:传染性肝炎。

7. 曲泉

类属:合穴。

穴性:清湿热,利膀胱,泻肝火,通下焦。

主治:癌症补穴,并治肾炎、阴道炎、膝关节炎。

8. 章门

类属:八会穴(脏会),足厥阴、少阳之会,脾之募穴。

穴性:散五脏寒气,化中焦炽滞,消痰瘀,助运化。

主治:腹腔癌、肝癌主穴,并治脾脏肿大,肝炎、肠炎、消化不良。

9. 期门

类属:肝募穴,足太阴、厥阴、阴维之会。

穴性:祛血室邪热,调半里半表,化瘀平肝利气。

主治:肝癌、胆囊癌主穴,乳癌配穴,并治胆囊炎、胸膜炎、肝炎、肋间神经痛、心肌炎。

(十三) 督脉

1. 人中(水沟)

类属:手足阳明、督脉之会。

穴性:苏厥热,清神志,祛风邪,清内热。

主治:脑出血、休克、癫痫、精神分裂症、口眼部诸肌痉挛。

2. 印堂

主治:脑垂体瘤主穴,并治头额神经痛、鼻炎、感冒。

3. 神庭

类属:督脉、足太阳、阳明之会。

主治:鼻咽癌配穴,并治鼻衄。

4. 上星

主治:鼻咽癌主穴,并治前额神经痛、鼻炎、角膜炎。

5. 前顶

主治:脑垂体肿瘤主穴,鼻咽癌配穴,并治面部浮肿、眩晕、头顶痛。

6. 百会

类属:手足三阳、督脉、足厥阴之会。

穴性:息肝风,苏厥逆,举阳气下陷。

主治:癌症重要配穴,并治脑出血、脑贫血、痔疾、脱肛、癫痫、鼻炎、神经性头痛。

7. 后顶

主治:头顶痛、感冒、失眠。

8. 风府

类属:督脉、阳维之会。

穴性:祛风邪,通窍络,清神志。

主治:脑瘤、垂体肿瘤主穴,并治头痛目眩、颈项强痛、中风不语、鼻衄。

9. 哑门

类属:督脉、阳维之会。

穴性:通窍络,清神志。

主治:脑瘤、垂体肿瘤重要配穴,并治聋哑、神经性头痛、精神分裂症、癔病。

10. 大椎

类属:督脉、手足三阳之会。

穴性:通肠调气,解痉宁神。

主治:肺癌重要配穴,并治中暑、疟疾、流行性感冒、哮喘、癫痫。

11. 陶道

类属:足太阳、督脉之会。

穴性:疏表邪,清肺热,补虚损。

主治:癌症发热,并治疟疾发热、头项部诸肌痉挛。

12. 神道

主治:癌症发热、健忘、惊悸、咳嗽。

13. 灵台

主治:癌症发热、上感、疔疮。

14. 至阳

主治:癌症发热、肝炎、胆囊炎、胸膜炎、肋间神经痛。

15. 筋缩

主治:癫痫、腰背神经痛、强直性痉挛。

16. 命门

穴性:培肾益气,舒经活络。

主治:肾炎、阳痿、遗精、盆腔炎、腰骶神经痛、下肢瘫痪。

17. 腰俞

穴性:温下焦,舒经脉,祛风湿。

主治:遗尿、便血、月经不调、腰背神经痛。

18. 长强

类属:络穴,督脉、足少阳、少阴之会。

主治:痔疮、脱肛、慢性肠炎、腰神经痛。

(十四) 任脉

1. 中极

类属:膀胱募穴,足三阴、任脉之会。

穴性:调血室,温精宫,利膀胱,理下焦。

主治:子宫颈癌、膀胱癌主穴,并治肾炎、淋病、膀胱括约肌麻痹、子宫内膜炎。

2. 关元

类属:小肠募穴,足三阴、任脉之会。

穴性:培肾补气,调血室,温精宫,分清别浊,调元散邪。

主治:子宫颈癌、膀胱癌主穴,并治遗尿、睾丸炎、子宫内膜炎、泌尿生殖器疾患、全身衰弱。

3. 石门

类属:三焦之募穴。

主治:经闭、便秘、乳疾、小腹急痛。

4. 气海

穴性:调气益元,培肾补虚,和营血,理经带,温下焦。

主治:宫颈癌、结肠癌主穴,并治遗尿、肠疝痛、虚脱、神经衰弱、泌尿生殖器疾患。

5. 阴交

类属:足少阴、冲脉、任脉之会。

主治:产后恶露不止、阴痒、月经过多、白带、水肿、失眠。

6. 神阙

穴性:温通元阳,苏厥固脱,化寒湿积滞。

主治:脑出血、肠炎、虚脱。

7. 水分

穴性:运脾土,利水湿。

主治:癌症腹水、肾炎、肠疝痛。

8. 下脘

类属:任脉、足太阴之会。

穴性:助运化,消食积。

主治:胃癌、肠癌配穴,并治胃扩张、胃痉挛、慢性胃炎、肠炎。

9. 建里

穴性:运脾理气,和胃消积,化湿宽中。

主治:急慢性胃炎。

10. 中脘

类属:胃募穴,腑会,手太阳、少阳、足阳明、任脉之会。

穴性:和胃气,化湿滞,理中焦,调升降。

主治:食管癌、胃癌主穴,并治胃溃疡、胃痉挛、胃扩张、胃下垂、急慢性胃炎。

11. 上脘

类属:足阳明、手太阳、任脉之会。

穴性:理脾胃,化痰浊,疏生机,宁神志。

主治:食管癌、胃癌主穴,并治急慢性胃炎、胃扩张、胃痉挛。

12. 巨阙

类属:心之募穴。

穴性:消胸膈痰凝,化中焦湿滞,清心宁神,理气畅中。

主治:食管癌、胃癌主穴,并治横膈膜痉挛、胃溃疡、胃痉挛、精神分裂症、心外膜炎、胸膜炎。

13. 鸠尾

类属:络穴。

主治:心绞痛、哮喘、咯血、脱肛、精神分裂症。

14. 中庭

主治:咽炎、进食梗阻、呕吐反胃、心绞痛、小儿吐乳汁。

15. 膻中

类属:心包募穴,气会,足太阴、少阴、手太阳、少阳、任脉之会。

穴性:调气降逆,清肺化痰,宽胸利膈。

主治:乳癌、纵隔肿瘤主穴,并治胸膜炎、哮喘、肋间神经痛、乳汁分泌减少。

16. 玉堂

主治:纵隔肿瘤主穴,并治呕吐、咳喘、肋间神经痛。

17. 紫宫

主治:胸痛、咳嗽、饮食不下、唾如白胶。

18. 璇玑

主治:咽肿、水浆不下、小儿喊乳不利、消化不良。

19. 天突

类属:阴维、任脉之会。

穴性:宣肺化痰,利咽开音。

主治:食管癌、肺癌、纵隔肿瘤配穴,并治咽喉炎、扁桃体炎、支气管哮喘、支气管炎。

20. 廉泉

类属:阴维、任脉之会。

穴性:利机关,除痰气,清火逆。

主治:咽喉炎、声门肌痉挛、支气管炎、舌根部诸肌萎缩。

21. 承浆

类属:手足阳明、督脉、任脉之会。

穴性:调阴阳气机,疏口齿面目风邪。

主治:口眼㖞斜、牙痛龈肿、半身不遂。

附2:经外奇穴

(一) 头面部

1. 四神聪

定位:百会穴前后左右各 1 寸,共 4 穴。

穴性:祛风散热,定痫止眩。补阳气主穴。

主治:脑垂体瘤配穴,并治头风目眩、狂乱风痫。

操作:沿皮斜刺。

2. 鱼腰

定位:在额部,瞳孔直上,眉毛中,仰卧或正坐仰靠取之。

穴性:明目通络。

主治:目赤肿痛、眼睑下垂、睛攀。

操作:针刺 1 寸,横刺。

3. 球后

定位:在面部,当眶下缘的外 1/4 与内 3/4 交界处。

主治:视神经炎、视神经萎缩。

操作:沿眶下缘,外上斜向内上,针 1 寸到 1.5 寸。

4. 耳尖

定位:在耳廓上方,当折耳向前,耳廓上方的尖端处。

穴性:疏风明目。

主治:沙眼、胬肉。

操作:小灸炷灸 5 壮。

5. 内迎香

定位:在鼻孔内,当鼻翼软骨与鼻甲交界的黏膜处。

主治:鼻咽癌配穴,并治目热暴痛、鼻痒、不闻香臭。

操作:浅刺出血。

6. 金津、玉液

定位:在舌面下,舌下系带左右侧的静脉处取穴;左称金津,右称玉液。

穴性:清热消炎。

主治:肝癌、胆囊癌配穴,并治口疮、舌炎、扁桃体炎、急喉风、黄疸。

操作:三棱针刺出血。

7. 太阳

定位:颞部,当眉梢与目外眦之间,向后约一横指的凹陷处。

穴性:清肝明目,通络止痛。

主治:上颌窦癌、鼻咽癌主穴,并治神经性头痛、结膜炎、感冒、齿神经痛。

操作:针刺或斜刺 3~5 分,或三棱针放血,可灸。

(二) 背腰部

1. 定喘

定位:第 7 颈椎棘突下,旁开 0.5 寸。

主治:肺癌配穴,并治呼吸困难、荨麻疹。

操作:针 3 分,灸 3~5 壮。

2. 痞根

定位:第 1 腰椎棘突下,旁开 3.5 寸处。

主治:腹腔癌主穴,并治痞块久不愈。

操作:多灸左边。左右俱有则左右俱灸。

3. 腰眼

定位:自项下大椎骨数至第 19 节处,第 4 腰椎棘突下,旁开约 3.5 寸凹陷中。

主治:腰痛、妇人及小腹诸疾、消渴。

操作:灸,针 5 分到 1 寸。

4. 华佗夹脊

定位:第 1 胸椎至第 5 腰椎,棘突下旁开 0.5 寸,一侧 17 穴,左右共 34 穴。

主治:癌症重要配穴,并治咳嗽、喘息、神经衰弱及一切慢性疾患。

操作:灸,针 5 分到 1 寸。

(三) 胸腹部

1. 胞门子户

定位:当脐中下 3 寸,前正中线旁开 0.5 寸。

穴性:益肾气,利膀胱,调胞宫。

主治:宫颈癌主穴,并治妇人不孕、腹中积聚、先兆流产、胎盘滞留。

操作:针 1 寸直刺。

2. 子宫

定位:脐下 4 寸,中极穴旁开 3 寸。

主治:宫颈癌主穴,并治不孕症。

操作:针 2 寸直刺,灸 15 壮。

(四) 上肢部

1. 肘尖

定位:在肘后部,当尺骨鹰嘴的尖端,天井穴下 1 寸处,正坐屈肘取之。

主治:淋巴癌、皮肤癌主穴,并治瘰疬、痈疔恶疡。

操作:灸 7~15 壮。

2. 外劳宫

定位:在手背侧,当第 2、3 掌骨之间,掌指关节后约 0.5 寸处。

主治:指不能伸、婴儿破伤风、腹泻。

操作:针5分,灸3壮。

3. 四缝

定位:第2、3、4、5掌面第1、2节横纹中央点取之。

主治:小儿疳积、咳喘、小儿消化不良。

操作:刺出黄白色透明液。

4. 八邪

定位:手背,微握拳,第1~5指间指蹼缘后方赤白肉际处,左右共8穴。

主治:头痛、牙痛、手臂红肿。

操作:针1~5分,刺出血。

5. 虎口

定位:在手背拇、食指之间,合谷穴前赤白肉际处。

主治:头痛、眩晕、小儿唇紧。

操作:针3分,灸7壮。

6. 中魁

定位:在手中指背侧近侧指间关节的中点处。

主治:食管癌进食梗阻重要配穴,并治其他原因进食梗阻、鼻血、月经过多。

操作:灸3壮。

7. 十宣

定位:在手十指尖端,距指甲游离缘0.1寸,左右共10个穴位。

主治:扁桃体炎、手足抽搐、对急性疾病有救急作用。

操作:刺出血。

(五)下肢部

1. 鹤顶

定位:在膝上部,髌底的中点上方凹陷处。

主治:中风、膝关节炎、脚气。

操作:针5分,灸7壮。

2. 膝眼

定位:屈膝,在髌韧带两侧凹陷处,内侧的称内膝眼,外侧的称外膝眼。

主治:中风、膝关节炎、脚气。

操作:针5分,灸7壮。

3. 外踝尖

定位:外踝的凸起处。

主治:齿痛、十指挛急不得屈伸。

操作:灸 7 壮。

4. 八风

定位:足背,第 1~5 趾间趾蹼缘后方赤白肉际处,左右共 8 穴。

主治:脚背红肿、脚气。

操作:针 1 分,灸 5 壮。

附 3:其他常用奇穴

1. 止呕穴

穴位:位于颈前正中线甲状软骨上切迹上凹陷,与胸骨柄颈上切迹上方凹陷连线之中点(图 2-21)。

作用:治恶心、呕吐,化痰,引气向下。

主治:晚期食管癌。

针法:针尖斜向胸骨柄颈上切迹上方凹陷,针感局部胀麻。

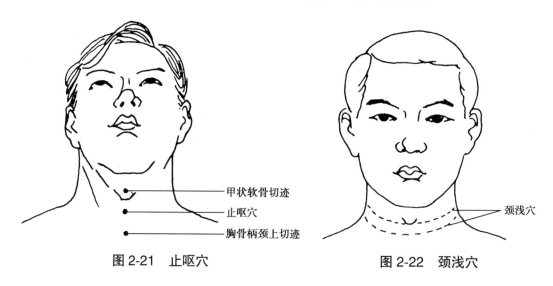

图 2-21　止呕穴　　　　　　图 2-22　颈浅穴

2. 颈浅穴

穴位:颈前甲状软骨上下,围颈有 2 条皮肤皱缝,每隔 1~2cm 施 1 针,这些穴位称颈浅(图 2-22)。

作用:消炎止痛,咽喉干痛,化痰。

主治:食管癌、喉癌、扁桃体癌、肺癌、急慢性咽喉炎。

针法:针 1~2mm,点刺。

3. 消块穴

穴位:腋前缝尖端(图 2-23)。

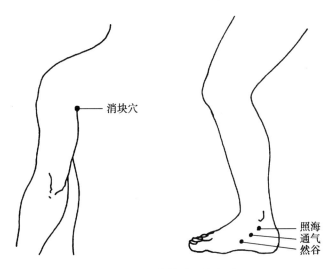

图 2-23　消块穴、通气穴

作用:消乳房和胸壁肿块,消炎止痛。

主治:乳癌、乳房肿块、乳腺炎、肺癌、胸痛、肩关节周围炎。

针法:针 1~2 寸,针尖不要斜向胸腔。

4. 通气穴

穴位:照海与然谷穴中点(图 2-23)。

作用:使上逆之浊气下行,通过此经穴消散。

主治:乳腺癌、食管癌、胃癌、肠癌、肝癌、胆囊癌。

针法:针 5 分至 1 寸。

5. 脐周穴

穴位:脐上、下各 5 分(图 2-24)。

作用:疏通任、督脉,利气消块。

主治:胃癌、肠癌、腹腔肿瘤。

针法:针 5~8 分。

6. 扁桃体穴

穴位:下颌角正下方 5 分处
(图 2-24)。

作用:消炎止痛(咽喉部黏

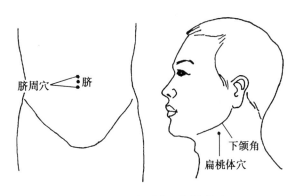

图 2-24　脐周穴、扁桃体穴

膜),激发扁桃体功能,兴奋舌咽神经。

　　主治:食管癌、喉癌、扁桃体癌、急慢性咽喉炎、中风、声哑。

　　针法:针尖斜向扁桃体 8 分至 1 寸。

三、经络分布规律

　　从上述介绍经络腧穴以及十二经络彩色图谱,我们可以从中总结一些经络分布的规律:

　　手之掌侧,由胸走手。

　　　　前:手太阴肺经。

　　　　中:手厥阴心包经。

　　　　后:手少阴心经。

　　手之背侧,从手走头。

　　　　前:手阳明大肠经。

　　　　中:手少阳三焦经。

　　　　后:手太阳小肠经。

　　足之内侧,从足走腹。

　　　　前:足太阴脾经(内踝上 8 寸以下,脾经在中,肝经在前)。

　　　　中:足厥阴肝经。

　　　　后:足少阴肾经。

　　足之外侧,从头走足。

　　　　前:足阳明胃经。

　　　　中:足少阳胆经。

　　　　后:足太阳膀胱经。

　　古人叙说人体正常站立时应两手上举,足三阴经从足走腹,手三阴经从胸走手,手三阳经从手走头,足三阳经从头走足,符合阴升阳降规律。同时手足阳经均在身体外侧及背侧。手足阴经均在身体内侧及腹侧,胃经例外。

四、十二经穴主治纲要

　　手三阴经穴皆主治胸部疾患。

　　1. 手太阴肺经经穴主治喉、胸、肺疾病,以肺为主。

　　2. 手少阴心经经穴主治胸、心部疾病及神志病,但以心部及神志病为主。

　　3. 手厥阴心包经经穴主治胸、心、胃部疾病及神志病,但以胃病为主。

手三阳经经穴皆治头部疾患。

1. 手太阳小肠经经穴主治头、项、五官、神志病及发热病,但以治背侧的项肩疾患为主。

2. 手少阳三焦经经穴主治头、面、五官、胸胁部疾患及发热病,但以治侧面、耳部疾患为主。

3. 手阳明大肠经经穴主治头、面部五官及发热病,但以治正面的口、齿、面部及发热病为主。

足三阳经、足部经穴主治头、面、五官疾病。膝以下经穴主治身躯脏腑的疾病。

1. 足太阳膀胱经经穴主治眼、鼻、头、项、腰背,后阴部疾患及神志病和热病,而以治身体背部疾患为主。

2. 足少阳经经穴主治头、面、五官、胸胁部疾病及热病,而以治身体侧面疾患为主。

3. 足阳明胃经经穴主治头、面、五官、神志病、肠胃病及发热病,而以治身体正面疾病及胃肠病为主。

足三阴经经穴皆治腹部内脏疾患。

1. 足太阴脾经经穴以治胃肠疾病为主,其次是生殖、小便方面的疾患。

2. 足厥阴肝经经穴以治生殖方面疾患为主,其次是小便及肠部的疾患。

3. 足少阴肾经经穴主治生殖、小便方面的疾患及肠、肺的疾患。

五、奇经八脉

奇经八脉是任脉、督脉、冲脉、带脉、阴跷脉、阳跷脉、阴维脉、阳维脉的总称。它们与十二正经不同,既不直属脏腑,又无表里配合关系,其循行别道奇行,故称奇经。其功能有:①沟通十二经脉之间的联系;②对十二经气血有蓄积渗灌等调节作用。一些复杂的内科病,特别是癌症,除了正经有病,奇经往往也有病;而且有很多肿瘤表现以奇经有病为主。所以临床上掌握奇经八脉的诊断与治疗,对切脉针灸治癌很重要。

1. 督脉

(1) 循行路线:从尾骨下"长强"向后沿着脊柱内上行,至"风府"处入于脑,上行头顶,沿额、鼻柱至上齿。

(2) 功能及主治:督脉为"阳脉之海",与脑、脊髓、肾有密切联系,主治腰背、头脑病症,如头痛、项强、癫狂、惊厥、角弓反张、腰背痛等。

2. 任脉

(1) 循行路线:起于少腹,从"会阴"向前沿腹、胸正中线直上,至"关元",再上至咽喉,向上到下颌部,环绕口唇。沿面颊到达目下。

(2) 功能及主治:任脉为"阴脉之海",能总任一身之阴经,与女子妊娠有关,主治小腹部男女生殖器病症、疝气、肠胃病、胸腹腔肿瘤、白带、卵巢子宫瘤。

3. 冲脉

(1) 循行路线:起于少腹内,出"气冲",与足少阴经相并,挟脐旁上行,至胸中后分散。

(2) 功能和主治:冲脉为"血海",为气血的要冲,能调节十二经气血,与生殖和内分泌关系密切。

4. 带脉

(1) 循行路线:起于季胁下,围绕腰腹一周。

(2) 功能及主治:约束诸经脉,主治腰以下病症及瘫痪。

5. 阳跷脉、阴跷脉

(1) 循行路线

阳跷脉:足太阳经分支,起于跟中,从外踝上行,经髋部、胁肋和肩胛部外侧,从面颊部至目内眦,上行入风池,从风府穴处入脑。

阴跷脉:足少阴分支,起于然谷之后(照海),经内踝,上沿大腿内侧进入阴部,再上循胸至缺盆,出于人迎之前,到颧部,属目内眦,与足太阳、阳跷脉合而上行。

(2) 功能及主治:关系到睡眠和运动,有濡养眼目、司眼睑开合和下肢运动的功能。阴跷有病,下肢伸肌弛缓,屈肌紧张,足内翻。阳跷有病,下肢屈肌弛缓。伸肌紧张,足外翻。

6. 阳维脉、阴维脉

(1) 循行路线

阳维脉:起于足太阳膀胱经的金门穴,沿下肢外侧向上,经胁肋至肩胛,循行于耳后及头侧。

阴维脉:起于诸阴会下肢筑宾。沿大腿内侧上行进入小腹,通过胁肋、胸腔上至咽部廉泉穴。

(2) 功能及主治:联络阴阳经脉,起调节气血作用。阳维联络阳经,阴维联络阴经。阳维为病,苦寒热;阴维有病,苦心痛。

奇经八脉在切脉针灸的临床应用中占有重要的地位,切脉针灸在治疗疑难杂症及癌症中离不开它,但是本书是切脉针灸诊疗的入门基础书,所以对奇经八脉的切脉针灸的临床应用就暂时不作讨论了。

六、十二正经的临床应用

《灵枢》曰:"小针之要,易陈而难入,粗守形,上守神……粗守关,上守机。"意为针灸的要领,理法陈述容易,而实践精深却难,粗工拘于针法的形表,上工以调神为要,粗工治在穴,上工却治在气机。切脉针灸是笔者继承和发扬《黄帝内经》针法,通过切脉了解患者脏腑和经络的病变,辨证论治,以达到调理气机、恢复健康的针灸方法。而我们谈切脉针灸,首先就要了解经络的本质,只有深入了解经络,掌握经络的气机,才能辨证准确,用针达到理想的疗效。

关于经络的本质,目前在医学上还没完全揭开,有人提出神经干理论、胚胎理论,有人认为只有活体有生命的才有经络存在。通过实验证实,经络是三维立体的,没有明确的边缘,可以传电、传光、传声。但是以上这些研究都是基础的实验室里的研究,都脱离了临床,而研究经络的本质必须本于临床,必须从人身上来获得数据,必须动态地研究,整体地研究。我们要从现代科学研究入手,在临床上看到研究成果,再将研究成果转化为临床,推动临床。

经络又称经脉,包括正经和奇经两大类,以及络脉、经别、经筋等。正经十二条,即手足三阴经和手足三阳经,合称十二经脉。其生理功能主要是通行气血,联结表里上下、脏腑官窍、四肢百骸,使人体生命活动保持整体性。奇经有八条,即任、督、冲、带、阴跷、阳跷、阴维、阳维,合称奇经八脉。其主要功能是调节正经气血。其中冲、任、督皆起于胞中,"一源而三歧",带脉环腰,总束诸脉,故此四脉与妇女经、带、胎、产关系密切。至于阴跷、阳跷、阴维、阳维,与阴阳的交会与维护有关。络脉包括别络、浮络、孙络。别络较大,共有十五,即十二经与任、督各有别络一支,加上脾之大络,其功能是加强经脉之间的沟通与调节作用。络脉浮行于表浅者,称为浮络;最细小的分支,称为孙络,主要功能是直接渗濡灌注气血津液于全身组织。至于经别与经筋,其功能与正经相似,不过某些方面补充了正经之不足。

经络病机,主要是指经络中气血盛衰及运行异常等病变机理。由于经络是联系人体表里内外的通路,故经络为病可以累及脏腑,脏腑病变也可以从经络反映出来。故其病理变化有病在经,病在络,病在脏,病在腑,经腑同病,经脏同病等具体内容。不论病在经络或病在脏腑,其病候总由经络所循行和络属的特定部位反映出来,因此,经络脏腑病变总有其特定的病候。观察病候表现及其部位便可辨别病属何机。例如,足厥阴肝经经脉布两胁、抵少腹而上连目系,功主疏泄,如郁滞不畅,则可发生胁痛、少腹痛等症状,而从胁痛、少腹痛等症状便可知是足厥阴肝经之病;手太阴肺经其经脉起于胸部,开窍于鼻,职司呼吸,如郁滞不畅,则可发生咳嗽、气喘、胸痛、鼻塞等症状,而出现这些症状便可知是手太阴肺经之病。再以头痛为例,前额痛属阳明经,偏头痛属少阳经,枕项痛属太阳经等,都是根据经络的行径确定的。《灵枢·邪客》说:"肺心有邪,其气留于两肘;肝有邪,其气流于两腋;脾有邪,其气留于两髀;肾有邪,其气留于两腘。"其气所"留"之处,便是其经络所过之地。可见,经络脏腑病候一般都反映于其循行的部位,因此,不同的经络脏腑为病也就有其不同的、固定的病候了。

在经络的病机运用方面,经络是活的,经络上不仅有固定的特效穴(腹针)、不固定的特效穴,还有生病后出现的反应点,如背部常见的红点等,都有很好的疗效。此外,调整络脉对慢性病重要。在疾病诊断方面,明确患病的部位有哪几条经络通过,可指导治疗。可根据穴位的反应找病变的经络,如压痛点、阿是穴。例如水分穴出现压痛,或异常,支沟压痛为肾盂积水;神堂压痛为心包积液;阳陵泉,伴有肝俞、胃俞压痛为食管出血,伴有中脘、承满压痛为胃溃疡。这些穴位是特效穴,可以用于治疗。也可利用皮肤的色斑、结节或皮肤导电点等来判断经络。

附:常规针灸经络的临床应用

学习经络对于针灸临床有何帮助呢? 我们说,如果不掌握经络,在临床上用针灸治疗效果就不满意,对疾病的很多证候也无法归纳理解,对数百个穴位及其规律也无法认识和寻找……而掌握了经络就可以使这些复杂的现象和问题迎刃而解,从而使针灸学习由难变易,由繁变简,经穴的规律也便于掌握和运用了。经络学说在针灸上的应用可分为以下几点:

1. 本经通路,本经经穴主治　即凡是本经络所通过之处,也就是本经络上经穴所主治的部位。临床上常用的局部取穴及循经取穴法就是根据这一原则。例如,胃经所经过的部位有病,胃经上的经穴足三里都可治疗。

2. 本经经穴主治本经病　即凡是本经上经穴都能治疗本经络所主治的病。因而我们只要记住经络主治的重点,经络上个别经穴的主治作用就迎刃而解了。例如,肺经主治的是呼吸系统的疾病,那肺经上的各个穴位也能主治呼吸系统的疾病。如一个晚期卵巢癌患者,极度消瘦,胸闷,纳差,常伴有气急、心跳、头晕等症状,属气虚引起,与多气或多气多血的经络肺、胃、大肠经的病变有关。我们在一个阶段内采用以上诸经腧穴,取得了较好的疗效。

3. 肘膝以下66个穴治全身病　即肘膝关节以下的66个要穴可以治疗该穴所属经络的一切病变。但肘膝关节以上头、胸、腹部的经穴一般只能治局部的病变。例如,合谷在手上能治牙病和手病,而颊车在脸上却只能治牙痛而不能治手痛;支沟、阳陵泉分别在手上和足上可以治胸胁痛,但胸胁部经穴却不能治手足部病患。因而初学针灸的人只要很好地掌握肘膝关节以下的几十个要穴,临床上也能治疗很多疾病。这些经穴应用时非常方便,而且安全,不易发生意外。如一个上段食管癌患者,右锁骨上转移,食管病灶长6cm。采用针灸,结合放疗、中草药治疗。针灸主要取肘膝关节以下阴经的补穴,如少海、太渊、曲泉、复溜等,再配用部分胸背穴位,治疗10个月后,食管摄片正常,转移灶消失。

4. 表里经穴相互治　即凡互为表里的两经经穴可兼治两经之病,如胃病除可用胃经上的足三里等穴外,亦可配用脾经上的公孙、三阴交等穴,因为胃经和脾经互为表里,如此类推。十二经脉表里如下:胆经为表,肝经为里;胃经为表,脾经为里;小肠经为表,心经为里;大肠经为表,肺经为里;膀胱经为表,肾经为里;三焦经为表,心包经为里。

5. 经脉名称提及的内脏,即是经络主治　从某一经脉的命名可约略知道该经脉主治重点,例如,肺经可治呼吸系统的疾患,其他依此类推。

在经络理论指导下,能较详细诊断出经络病变,指导取穴。在治疗过程中又可以动态掌握经络变化,指导及时调整经络,如能通过针刺使经络长期维持正常,就会使肿瘤缩小或消失。有个病人患直肠癌,经广泛切除后11个月,在右下腹切口出现3cm大小块物,盆腔后侧也有一片增厚,病人明显乏力,纳减,腹痛,大便不规则,白细胞减少到3.0×10^9/L以下。根据切脉诊断,肝经、肺经、任脉、肾经均有较明显病变,根据相生相克关系,首先重用了肾经的太溪、照海、阴谷、气穴;以及肾经上的肺穴复溜;肺经上的肝穴少商,募穴中府;还有肺经通任脉的经穴列缺及任脉上的上脘、中脘、下脘;有时也配用背部的肺俞、肝俞、肾俞。1个月后,病人胃纳增加,肿块缩小到1cm左右,腹痛减轻。再切脉发现经络病变主要表现在大肠、膀胱、肝、胆经,从经络分析,病情已由里传表,我们重点取了膀胱经原穴京骨,背部俞穴肝俞、胆俞、大肠俞、膀胱俞,肝胆经的曲泉、太冲、阳陵、丘墟、侠溪、日月、期门。治疗1个月后,切脉证明经络基本恢复正常,腹后肿块消失,在门诊随访 7 年半,未见复发。

七、经络病症

疾病的产生,往往使患者的肝、肾、心、血管等发生不同程度的改变,这些变化会随时反映到经络的病变上。针灸治疗前必须诊断出患者病变的经络,通过针灸调整经络的异常,激发体内抗病能力,达到治疗目的。《黄帝内经》曰:"凡刺之理。经络为始,营其所行,制其度量,内次五脏,外别六腑。"

在了解了经络在针灸临床上的重要性以后,必须要解决怎样判断掌握经络异常。历代名医曾指出:临床治疗"如果不知经络,开口动手就错。"

我们在没能掌握切脉诊断以前可以根据病人病痛的部位判断经络,另外还可以根据病人的病症来了解异常的经络。

《黄帝内经》、《难经》、《针灸甲乙经》、《针灸大成》等针灸古书上对经络病症是以"是动病"和"所生病"来表述的,因为经络直接与脏腑联系的,可以把经络通路的病症叫"是动病",而把经络反映所属脏腑的病症称"所生病"。历来针灸名医对经络"是动"、"所生"是有不同看法的,本书暂时不作深入谈论。

肺经:

是动则病——肺胀满,膨膨而喘咳,缺盆中痛,其则交两手而瞀,是谓臂厥。

外经证候——胸内满闷,锁骨上窝痛,肩背痛而发冷,上肢内侧前缘痛而发冷,手掌心灼热(均本经病)。

所生病——咳,上气,喘喝,烦心,胸满,臑臂内前廉痛厥,掌中热。

气盛有余——肩背痛,风寒汗出中风,小便数而欠;气虚不足——肩背痛,寒,少气不足以息,溺色变。

内脏证候——咳喘,呼吸短促,肺胀满(肺病),尿黄频少(肾),便遗泻(大肠病)。

大肠经:

是动则病——齿痛,颈肿。

外经证候——发热恶寒,眼睛发黄,口中发干,其症状是鼻塞流涕或出血,下牙痛、口唇歪斜,颈部肿大。喉中肿痛闭塞,肩前及上臂内侧作痛,食指疼痛不能动等。本经脉循行所过的部位发热而肿,或恶寒战栗,且难以恢复温暖。

所生病——目黄,口干,鼽衄,喉痹,肩前臑痛,大指次指痛不用。

气盛有余——当脉所过者热肿;气虚不足——寒栗不复。

内脏证候——肠中切痛,肠鸣,泄泻,便秘,肠痈,痢疾,虫积,以及与津液有关的病症。

胃经:

是动则病——洒洒振寒,善呻,数欠,颜黑,病至则恶人与火,闻木声则惕然而惊,心欲动,独闭户塞牖而处。甚则欲上高而歌,弃衣而走,贲响腹胀,是为骭厥。

外经证候——热病发狂,咽痛颈肿,口唇生疮及循胃经所过之肿痛、麻痹、厥冷、风湿关节痛。

所生病——狂疟温淫,汗出,鼽衄,口喎,唇胗,颈肿,喉痹,大腹水肿,膝膑肿痛,循膺乳、气冲、股、伏兔、骭外廉、足跗上皆痛,中趾不用。

气盛有余——身以前皆热,其有余于胃,则消谷善饥,溺色黄;气虚不足——身以前皆寒栗,胃中寒则胀满。

内脏证候——胃痛、呕吐吞酸、食难消化,胃气竭绝,则不能纳谷。

脾经:

是动则病——舌本强,食入即吐,胃脘痛,腹胀善噫,得后与气则快然如衰,身重不动脾生实。

外经证候——舌根痛硬、大腿膝内侧肿胀,发冷,足大趾不能用(本经病)。

所生病——舌本痛,体不能动摇,食不下,烦心,心下急,寒疟,溏,瘕,泄,黄疸,不能食,唇青,强立股膝内肿痛,厥,足大趾不用。

诸病,盛者——寸口脉大三倍于人迎脉;虚者——寸口脉反小于人迎脉。

内脏证候——食不下,嗳气腹胀,痞块,体重,便溏泄,水肿,黄疸(本脏病),呕吐,胃痛(胃病),心烦,心下痛,失眠(心病)。

心经:

是动则病——嗌干心痛,渴而欲饮,是为臂厥。

外经证候——目黄,胁痛,上肢内侧后缘痛,发冷,掌热而痛(本经病)。

所生病——目黄,胁满痛,臑臂内后廉痛,厥,掌中热痛。

诸病,盛者——寸口脉大再倍于人迎脉;虚者——寸口脉反小于人迎脉。

内脏证候——心痛,咽喉干燥,口渴(本脏病)。

小肠经:

是动则病——嗌痛,颔肿,不可以顾,肩似拔,臑似折。

外经证候——耳聋目黄,喉痛,颔颊胀痛,肩、臂、肘经脉处痛(本经病)。

所生病——主液所生病。耳聋目黄,颊肿,颐、颔、肩、臑肘、臂外后廉痛。

诸病,盛者——人迎脉大再倍与寸口脉;虚者——人迎脉反小于寸口脉。

内脏证候——小腹胀痛,腹泻,尿短赤,尿血,排尿涩痛。

膀胱经:

是动则病——冲头痛,目似脱,项似拔,脊痛腰似折,髀不可以回。腘如结,踹如裂,筋伤,是谓踝厥。

外经证候——头顶眼痛,目黄流泪,鼻衄清涕,沿经脉痛,足小趾不用(本经病),疟(全身性外经病)。

所生病——主筋所生病:痔、疟、狂癫、头囟项颈间痛,目黄,泪出、鼽衄、项背腰尻腘踹脚皆痛,小趾不用。

诸病,盛者——人迎脉大再倍于寸口脉;虚者——人迎脉反小于寸口脉。

内脏证候——癫狂(脑 - 心病)。

肾经:

是动则病——饥不欲食,面黑如炭色,咳唾则有血喉中鸣,坐而欲起面如漆,目视䀮䀮无所见,气不足则善恐,心如悬若饥,心惕惕如人将捕之,是为骨厥。

外经证候——舌干咽燥肿痛,脊柱大腿内侧后缘痛,怕冷,肌肉萎缩,足底灼热痛。

所生病——口热舌干,咽肿上气,嗌干痛,烦心,黄疸,肠澼,脊股内后廉痛,痿厥,嗜卧,足下热而痛为肾厥。骨痿体怠惰。

诸病,盛者——寸口脉大再倍于人迎脉;虚者——寸口脉反小于人迎脉。

内脏证候——嗜卧、面黑,惊恐,眼花、黄疸(本脏),饥而不欲食,嘈杂(脾胃)腹泻(肠),心烦心痛(心)。咳嗽吐血,气急气逆(肺)。

心包经:

是动则病——手热肘挛,腋肿,甚则胸胁支满,必澹澹大动,面赤目黄,喜笑不休。

外经证候——目黄,胸胁胀满,腋肿、臂肘拘挛,掌灼热。

所生病——主脉所生病。烦心,心痛,掌中热,心澹动。

诸病,盛者——寸口大一倍于人迎;虚者——寸口反小于人迎也。

内脏证候—心烦痛悸,喜笑不休,面赤(本脏病)。

三焦经:

是动则病——耳聋,嗌肿,喉痹。

外经证候——耳聋喉痹咽干目红肿,耳后肘痛,大便坚闭,遗尿癃。

所生病——主气所生病。汗多出,锐眦面额痛,耳后肩臑肘臂外皆痛,小指次指不为用。

诸病,盛者——人迎脉大一倍于寸口脉;虚者——人迎脉反小于寸口脉。

内脏证候——上消、中消、下消(三消),关格,喉风,胸腹水。

胆经:

是动则病——口苦,善太息,心胁痛,不能转侧,甚则面微有尘,体无膏泽,足外反热,是为阳厥。

外经证候——头痛、外眼角痛,颔部痛,锁骨上窝肿痛,腋下肿、瘰疬,沿胸胁、肋、股骨大转子部、膝关节外侧、小腿外侧、外踝前,以及经脉所经过的关节疼痛,足第4趾不能运用,足外侧灼热(均本经病),出汗、怕冷,疟疾(全身性外经病)。

所生病——头痛,颔痛,目锐眦痛,缺盆中肿痛,腋下肿,马刀侠瘿,汗出振寒,疟,胸、胁、肋、髀、膝外至胫、绝骨、外踝前及诸节皆痛,小趾次趾不用。

诸病,盛者——人迎大一倍于寸口;虚者——人迎反小于寸口也。

内脏证候——口苦、叹气,面色灰暗,皮肤干燥。

肝经:

是动则病——腰痛不可以俯仰,丈夫㿉疝,妇人少腹肿,甚则嗌干,面尘,脱色。

外经证候——男子疝气,女子小腹痛,喉咙干,胸满,腰痛不能俯仰。

所生病——胸满,呕逆,飧泄,狐疝,遗溺,闭癃。

诸病,盛者——寸口大一倍于人迎;虚者——寸口反小于人迎也。

内脏证候——面色灰暗,呕逆(胃病),腹泻(肠病),遗尿、尿潴留(膀胱病)。

八、按症归经临床应用举例

肿瘤方面,在体表的肿瘤,可根据肿块的位置有哪些经络通过,找出病变经络。例如,某人患左下肢小腿外侧皮肤癌,肿块部位有胃、胆经通过,治疗时重用了调整胃、胆经及表里经——脾经、肝经和母子经——小肠、膀胱、大肠经的穴位;同时配用了影响到其他内脏的经络,使胆、胃经恢复正常,结果皮肤癌缩小和消失。另有一左乳腺癌病人,乳房属胃经,乳头属肝经,再结合病人症状:先有对侧右下腹部胀,随后左鼻塞,再有左乳房抽痛现象,右下腹与肝经、冲脉有关,鼻塞与肺经有关,治疗时选用了调整这些病变经络的穴位和背部的反映点、色素点等,结果肿块消失,患者恢复健康。

还可以根据穴位的反应(压痛等)寻找病变经络。经络有了病变,相应的穴位也有反应。《黄帝内经》中谈到"察其所痛,左右上下。知其寒温,何经所在。"如子宫颈癌、子宫肿瘤患者,在三阴交、血海等穴就能找到压痛点。例如一晚期贲门癌患者,进食困难,经检查发现背部至阳、筋缩穴有压痛,说明督脉有病;同时肾俞、复溜有明显压痛,并且左侧大于右侧,说明以左肾经病为主;另外,胸腹部中脘、中府穴压痛也明显,说明脾、肺经也有病。找出这些病变经络,在不同阶段重点采用相应经络治疗,使经络病变恢复正常。经过半年治疗,病人贲门摄片,病变消失,恢复健康,曾随访 11 年,一切正常。

也可以根据经络部位阳性反应物——色素点、斑隆起、凹陷结节,寻找病变经络,配合诊断。如一晚期左肺癌病人,在鼻梁与眼睛间有一直径 5~6cm 的黑色素斑。肺主鼻,肾主黑色。说明虽然患者其他经络亦有病变,但以肺、肾经为重点,因此在调整其他经络的同时,着重调整肺、肾经。治疗一阶段后,症状缓解,X 线摄片提示病灶有所好转,鼻部色素斑亦消退。此外,有些晚期食管癌病人,往往可在背部相对部位脊柱两侧扪及米粒大小的阳性异常物,并有剧痛。针刺这些异常物,或根据它的位置取穴(如异常物在第 5 胸椎两侧或心俞穴上,说明心经有病变,须调整心经),可使患者疼痛、进食困难等症状明显缓解。

另外,根据体表导电性能较好的点及部位也可寻找病变经络。病变的经络较容易传电,因而可以作为诊断的一种参考。如有一病人患中段食管癌,检查时发现肘后及背部厥阴俞、脾俞、胃俞、大椎、身柱穴容易导电,分析肘部属心、肺,大椎、身柱穴属督脉。调整肺经、心包经、胃经和督脉。治疗 2 个月后再手术,发现癌肿被包膜包围,与手术结合治疗,随访 9 年余,仍健在。

针灸主要调气,调气即调血。调气:从一条经脉过渡到多经,分主次,先阳后阴,先上后下。病较重,用奇经,8 个代表穴,还有交汇穴。经别的调节与调整内脏联系密切,经络与大脑的关系很密切。在运用上:本经通路病本经主治;本经经络治疗本经病;肘关节、膝关节以下穴统治全身病(66 个穴位);表里经络穴位相互治。经络名称提及的内脏就是本经的主治。

特效穴的应用方面,要做到:

1. 有条件的使用特效穴　所有的穴位都是特效穴,关键是掌握其使用的条件。各种针法都可以看做特效穴的使用,都可以纳入切脉针灸的体系中。

2. 阿是穴的应用　特效穴的一种,临床应用于诊断及治疗。

3. 手针、耳针、脚针、腹针、头针等都是根据全息理论提出的疗法。身体相对独立的一个区域都可以用全息理论。其起穴也都可以看做是特效穴的应用,都可以纳入切脉针灸的体系中来。

第三章　切脉针灸临床应用

以上我们回顾了常规针灸治病的一些精华。现今中国针灸疗法已被联合国肯定和接受并已扩广传播到 160 多个国家,治疗 300 多种病痛。

我们如能进一步了解和掌握《黄帝内经》切脉针灸,其临床疗效将会有显著提高,治疗的病种将有更大的扩展,现已用切脉针灸治疗了不少艾滋病和各种晚期癌症(如肝癌、肺癌、食管癌、胃癌、肠癌、卵巢癌、宫颈癌、甲状腺癌、乳腺癌等)患者,疗效满意。

切脉针灸可以疏通全身经络脏腑,改善血液循环,调节内分泌及神经系统,以达到提高免疫力、恢复健康的目的。对各类疑难杂症包括肿瘤均有一定的疗效,而且对亚健康的干预调理亦有很好的效果。近年临床研究报道,切脉针灸对多种慢性疾病如支气管哮喘、冠心病、慢性鼻炎、失眠、类风湿关节炎、月经不调、高血压等,以及一些重症如鼻咽癌、肝癌、肺癌中晚期及其并发症,均有较满意的疗效。

切脉针灸通过切脉可了解掌握脏腑经络气血运行的变化以指导取穴,达到治病治本的目的;通过切脉辨证,可以了解病邪性质、疾病部位及病势的深浅,指导针灸手法及补泻原则,以克服针灸的盲目性,明显提高疗效;切脉针灸取穴可解决针灸疲劳现象,次次有效,大大提高治疗疑难杂症的疗效;治疗过程中通过切脉还可以动态地观察针灸临床变化,对患者病情的转变心中有数,指导进一步治疗。切脉针灸是中医学的组成部分,其治疗思想亦如中医学一样是整体观,治疗不完全是针对病,更重要的是针对人,将人体看做一个整体,通过切脉针灸调节人的阴阳平衡。

切脉针灸使中医针灸从新立足与根本,使疗效大大提高,充分展示了针灸疗法的特色与优势,继续深入探讨切脉针灸,积累更多的临床经验,解决更多的疑难疾病,为广大患者解决问题,将能使中医的优势进一步发挥,振兴中华传统的医学。

掌握切脉有难度。若讲"要学会切脉针灸不难"是假的,否则切脉针灸也不会失传近两千年了。《脉经》云:"脉理精微,其体难辨,弦紧浮芤,展转相类,在心易了,指下难明,况有数候俱见,异病同脉者乎。"对自学、初学者来说,由于缺乏各种脉象的明确标准,因此要真正学会、掌握切脉是有较大难度的,但如果有了老师指导,通过循序渐进、边学边用、学用结合的方式,是完全可以学会和掌握的。俞云教授认为,学习切脉针灸,可以遵循从小病小痛简单病治疗再到复杂病种治疗。

患者的脉象一般为复合脉,建议先掌握 10 种基本脉象:浮、沉、数、迟、大、小、滑、涩、虚、实。

第一节 脉学纲领——浮沉数迟

我们了解和掌握了切脉医术就能及时准确地找到调节人体这部生物电脑的开关——腧穴,并在临床上用以治病。

28 种脉象统贯于浮沉数迟四脉,所以此四脉就是 28 种脉之纲领,我们先学好这 4 种脉,再学另 6 种基本脉并在临床上应用好切脉针灸、切脉用药治病,然后再学其他 18 种脉象就比较容易了。

《灵枢·九针十二原》云:"凡将用针,必先诊脉,视气之剧易,乃可以治也。"可以看出,古代针灸医生在进行针灸治疗前必须诊脉,根据脉象来了解脏腑和经络的虚实变化,以便指导针刺取穴,从而使针灸做到有的放矢,使其疗效也大大提高。

浮脉:

脉象:部位浅表,举之有余,按之不足,轻触可得,如水漂木,如风吹鸟背上毛,泛泛在上。属阳。

主病:浮脉为阳表病居,迟风数热紧寒拘;浮而有力多风热,无力而浮是血虚;寸浮头痛眩生风,或有风痰聚在胸;关上土衰兼木旺,尺中溲便不流通。

主风淫六气,足太阳经表病风寒。

亦主咳嗽气促,冷汗自出,背膊劳倦,夜卧不安。脏中积冷荣中热。凡阴虚者亦可显浮而无力浮,所以浮脉主表也有例外。

取穴用药:

脉浮缓有汗为太阳经病虚证——中风:风府、风池、风门、合谷;宜桂枝汤。

脉浮紧无汗为太阳经病实证——伤寒：大椎、风门、风池、列缺；宜麻黄汤。

杂病也可出现浮脉——主表属虚：中脘、气海、足三里；宜四君子汤。

脉浮数为风热表实：大椎、合谷、外关、鱼际；宜桑菊饮、银翘散。

脉浮迟为风虚表寒：灸大椎、神阙、阳池、关元；宜玉屏风散加附子。

久病脉浮：肾俞、命门、关元、太溪；宜金匮肾气丸。

血虚脉浮：膈俞、关元、血海、三阴交；宜四物汤。

沉脉：

脉象：部位里深。举之不足、按之有余，近于筋骨，如石投水，如绵束砂。属阴。

主病：沉潜水蓄阴经病，数热迟寒滑有痰；无力而沉虚与气，沉而有力积并寒；寸沉痰郁水停胸，关主中寒痛不通；尺部浊遗并泻痢，肾虚腰及下元痛。

主里脉，水蓄阴经病，七情气食。气胀两胁，手足时冷。

取穴用药：补上脘、中脘、气海、足三里，宜理中汤。

脉沉少阴经病——身体痛、手足寒、骨节痛：中脘、气海、阴陵泉、照海，宜附子汤或四逆汤。

脉沉而有力——痰食、寒积：银针泻京门、带脉、关元、丰隆，宜礞石滚痰汤。

脉沉而无力——气郁、气虚：中脘、气海、肓俞、照海；宜金匮肾气丸、六君子汤。

脉沉而迟——虚寒，里冷，脏腑有冷：灸命门、神阙、关元、太溪；宜附子理中汤。

脉沉而数——热伏，里热，内热：泻天枢、大肠俞、上巨虚、内庭、支沟；宜大承气汤。

数脉：

脉象：一息五至以上，去来促急。属阳。

主病：数脉为阳热可知，只将君相火来医；实宜凉泻虚温补，肺病秋深却畏之；寸数咽喉口舌疮，吐红咳嗽肺生疡；当关胃火并肝火，尺属滋阴降火汤。

主阳、热。心肝肾火。吐、狂。热而生风。但凡虚损阴阳俱亏气血散乱者，其脉也急数，所以数脉不可概言热。

取穴用药：

脉数有力——热：泻四神聪、天枢、合谷、足三里；宜白虎汤。

脉数无力——虚，疮：补百会、大椎、外关、曲池、上巨虚；宜清暑益气汤。

脉数而浮——表热，热在小肠、烦热：风池、风府、翳风、后溪、下巨虚；宜葛根汤。

脉数而沉——里热,热入心:神门、内关、中极、三阴交;宜导赤散。

迟脉:

脉象:一息三至,去来极迟。属阴。

主病:迟司脏病或多痰,沉痼症痂仔细看;有力而迟为冷痛,迟而无力定虚寒;寸迟必是上焦寒,关中中寒痛不堪;尺是肾虚腰脚重,溲便不禁疝牵丸。

主脏腑,阴盛阳亏。肾虚,癥瘕、积冷内滞。

取穴用药:灸百会、神阙、关元、阳池、太溪;宜真武汤。

脉迟而有力——痛:银针泻天突、内关、中脘、足三里;宜丁香散。

脉迟而无力——虚寒:灸百会、大椎、命门、阳池、足三里;宜羌活胜湿汤或四神丸。

脉迟而浮——表寒、外寒、风虚、里气虚:合谷、太冲、腹四针(中脘、气海、天枢);宜四君子汤加黄芪、白术、防风。

脉迟而沉——里寒、内寒、表气虚、疮毒内陷:灸中脘、神阙、气海、足三里;宜真武汤或四神丸或附子理中汤。

初学切脉针灸,以浮沉迟数四脉指导临床针灸取穴及中药开方(表3-1),其大方向正确,在临床上已可取得较好疗效。但应用时,在千变万化的病症面前还总厌不够,那就可进一步将浮沉数迟四脉分寸关尺分别来应用,其临床疗效就一定可取得进一步提高。

表 3-1 浮沉数迟四脉分部主病取穴用方一览表

	主病	方剂	取穴
浮脉	寸浮:中风、发热、头痛	桂枝汤、葛根汤	风池、风府、合谷
	关浮:腹满不欲食	平胃丸、茯苓汤	上脘、中脘、三里
	尺浮:阳邪在下焦、尿难	瞿麦汤、滑石散	泻横骨、关元
沉脉	寸沉:胸胁痛,胸中有水气,气短	泽泻汤	泻巨阙,补太渊
	关沉:心下有冷气,苦满吞酸	附子汤	泻中脘,补内关
	尺沉:腰背痛	肾气丸	补京门、昆仑
数脉	寸数:有热在胃脘,为吐	知母汤	泻巨阙、上脘、内关
	关数:胃中有客热	清胃汤	中脘、三里
	尺数:脐下热痛、尿黄赤	导赤散、龙胆汤	泻横骨、中极、三阴交
迟脉	寸迟:上焦寒、心痛吐酸水	附子汤	灸膻中、巨阙、太渊
	关迟:胃中寒	良附丸	补中脘,泻下脘、三里
	尺迟:下焦寒	真武汤	补气海、关元、太溪

第二节　切脉三要素：有胃气、有根、有神

初学切脉针灸的医生在临床应用切脉针灸及用药治病的同时还必须了解和掌握临床应用切脉三要素。

切脉三要素，即有胃气、有根、有神。在了解这些之前，要先明白如何切脉？首先要体会总体脉，即手指接触脉搏之后，能感觉到的最明显的脉象是什么，然后在从轻到重，由重到轻，仔细体会其中的脉象变化；其次是寸关尺要分部体会，要结合脏腑和三焦来各自体会。明白了这些，那么什么脉象才是有胃气呢？它的表现就是脉象柔和，流利有力，如果这脉搏出现弦了、紧了、小了，就是胃气不行了；胃气很重要，从一个人出生后，就在化他的先天之本，而先天之本就需要后天的滋养，所以一个人如果胃气没有了，生命也就结束了。李东垣的《脾胃论》讲"脾胃为后天之本"，对调理脾胃很有方法，应该好好掌握。其次是要有根，有根的表现是寸口尺脉有力，沉取脉搏有力，根是人体的最重要的物质，就像一棵大树没有了根，也就无从谈起生长了。最后是有神，有神的表现是脉搏有活力，它和胃气的区别就是有神的表现主要是有力，有胃气的表现主要是柔和。掌握了三要素之后，及时结合临床，在临床中摸索总结，进一步消化它。

第三节　切脉辨八纲

辨阴阳：人迎脉为阳，太渊脉为阴。人迎脉盛为阳亢，人迎脉虚为阳虚；太渊脉盛为阴亢，太渊脉虚为阴虚。若人迎脉盛而太渊脉虚则为阳盛阴虚。同时太渊脉沉取浮取亦可辨阴阳，太渊脉浮取盛阴虚，沉取弱为阳亢，若浮取弱、沉取盛为阴亢阳虚，分部脉上，寸脉为阳，尺脉为阴。

辨虚实：体会力度的大小，有力无力辨虚实，力大为实，力弱为虚。对应病情的虚实，用金针、银针做补泻，金针为补，银针为泻。每个内脏与经络均有补穴，例如补五脏用章门，补六腑用中脘，补气用膻中、气海，补血用血海、膈俞，同时亦有泻穴，如尺泽、委中、大椎等。同时浅刺为补，顺经络方向为补，留针为补，细针为补，反之为泻。

辨表里：脉浮为表，全身可针刺风府、列缺、合谷、太冲、大椎、风门、风池；脉沉为里，全身可针刺任脉、督脉、足少阴肾经，多用合穴，如气海、关元、阳池、足三里。

辨寒热:脉数为有热、有火,宜点刺放血。井穴急性病常用,如少商、涌泉、隐白等;络穴慢性病常用,如内关、间使可减慢心率,内关深刺治疗胃脘不适,浅刺治疗心血管病变。脉迟为有寒气或虚寒,宜补肺经、胃经、任脉,或灸百会,全身用阳池、太阳、天突等。

根据切脉还可以了解患者病情的进退:脉搏可反映病势,阳证脉象越来越大则为病进,阴证脉象越来越细则为病进,反之为病退。

第四节　脏腑病的切脉针灸

用同位数扫描、X线透视拍片、病理切片、化验等手段,固然可以明确断定是什么癌及其严重程度,但它只是诊断了癌的局部情况。现实上癌症是一种全身性的疾病,癌块只是全身性疾病的局部表现。人体得了癌后,就会引起全身性的明显变化,特别是晚期癌症病人往往不少部位伴有不同程度的病变。而运用切脉不但可以诊断某些脏腑的病变,而且可以分析这些病变脏腑的内在联系,这样就可以较全面地了解五脏六腑的情况,掌握癌症的发生和发展规律,从而指导我们选择有关穴位进行有效的治疗(表3-2)。

表3-2　寸口三部脉与脏腑对应表

脉部位(手)	右	左
寸	肺、大肠	心、小肠
关	脾、胃	肝、胆
尺	肾、三焦	肾、膀胱

一、脏腑与脉位

根据脉象变化可以诊断脏腑的病变,分析病变脏腑之间的内在联系,全面了解五脏六腑的功能状况,掌握疾病发展规律,对指导临床针灸选穴治疗非常关键,历代医家对内脏脉分部分类的认识略有差异,具体见表3-3:

表3-3　脏腑与寸口脉位对照表

名医	寸		关		尺		备注
	左	右	左	右	左	右	
王叔和	心	肺	肝	脾	肾	肾	大小肠配寸
	小肠	大肠	胆	胃	膀胱	三焦	取表里之义

续表

名医	寸		关		尺		备注	
	左	右	左	右	左	右		
李时珍	心	肺	肝	脾	肾	肾	大小肠配尺,取上下分属	
	膻中	胸中	胆	胃	膀小	大肠	六腑大小肠位于腹部	
张景岳	心	肺	肝	脾	肾	肾	大小肠配尺	
	膻中	胸中	胆	胃	膀大	小肠	取上下分层结构	
扁鹊	心	肺	肝	脾	肾	心包	君火、木、水	金、土、相火
	小肠	大肠	胆	胃	膀胱	三焦	左手	右手

二、脏腑与取穴

根据脏腑虚实变化进行补泻常用穴位,见表3-4:

表3-4　脏腑虚实变化选穴对照表

	右			左	
脏腑	虚则补之	实则泻之	脏腑	虚则补之	实则泻之
大肠	天枢、合谷	大肠俞、合谷	小肠	关元、腕骨	小肠俞、腕骨
肺	中府、太渊	肺俞、太渊	心	巨阙、神门	心俞、神门
胃	中脘、冲阳	胃俞、冲阳	胆	日月、丘墟	胆俞、丘墟
脾	章门、太白	脾俞、太白	肝	期门、太冲	肝俞、太冲
三焦	石门、阳池	三焦俞、阳池	膀胱	中极、京骨	膀胱俞、京骨
肾	京门、太溪	肾俞、太溪	肾	京门、太溪	肾俞、太溪

一般而言,脉象表现为大、数、滑、实、紧等多属实,治疗时要用泻法;脉象表现为小、迟、涩、虚、软等多属虚,治疗时要用补法。临床上常采用背部俞穴、胸腹部募穴为主配合手针、耳针或四肢穴位进行调整。

切脉诊断出病变内脏的虚、实、寒、热,然后取穴(表3-5)。

表3-5　虚、实、寒、热取穴一览表

脏腑	病理	证候	治疗穴位
肺	虚	肺阴亏损,脉细数,舌红少苔、干咳、音哑	① 少府、商丘、公孙、鱼际、中府 ② 太渊、肺俞、鱼际
		肺气亏损、脉虚弱,舌淡苔白,气短,面色白	① 太白、列缺、太渊、公孙 ② 太渊、肺俞、膻中、鱼际
	实	外感风寒,脉浮紧,舌苔薄白,头痛,无汗,咳嗽	① 阴谷、尺泽、风门、风府 ② 太渊、列缺、肺俞、尺泽

续表

脏腑	病理	证候	治疗穴位
		邪热蕴肺,脉数,苔黄气喘,痰黏胸痛	① 光明、内关、外关、阳辅、经渠 ② 肺俞、膻中、尺泽、丰隆、少商
		痰浊阻肺,脉滑数,舌红苔黄,气喘痰稠	① 少府、鱼际、后溪、阳池、云门 ② 孔最、肺俞、尺泽、丰隆、少商
大肠	寒	脉沉迟,苔白滑,腹痛泻	① 阳谷、阳溪、曲池、天枢 ② 天枢、上巨虚、曲池
	热	脉滑数,苔黄,肛门痛,便臭,下血	① 神门、行间、偏历 ② 温溜、合谷、金门 ③ 天枢、上巨虚
	虚	脉细弱,舌淡苔薄、脱肛	① 曲池、足三里、阳溪、阳谷 ② 曲池、百会、长强
	实	脉洪滑,舌红苔黄、龈肿、齿痛、口臭	① 通谷、行间、梁丘、厉兑、至阴、颊车 ② 太白、天枢、大肠俞、上巨虚
脾	虚	脉濡弱,舌淡苔白,面黄消瘦,肢冷浮肿	① 少府、大都、大陵、公孙、中脘 ② 公孙、章门、脾俞、大都
	实	脉濡数,舌红,腹胀痛,尿赤,大小便不利	① 经渠、商丘、束骨、侠溪、丘墟 ② 太白、公孙、章门、脾俞、商丘
	寒	脉沉迟,舌淡苔白,腹痛泻,肢冷小便清长	① 足三里、三阴交、天枢、中脘、大都 ② 公孙、章门、脾俞、大都
	热	脉濡数,苔黄腻,身重,口腻,唾液多,小便少黄	① 大敦、隐白、飞扬、光明、缺盆 ② 章门、脾俞、商丘
胃	虚	右关脉弱,舌淡红,纳呆,气馁少力	① 足三里、章门、冲阳、阳谷 ② 丰隆、胃俞、中脘、足三里、解溪
	实	右关脉洪大,舌红苔黄厚,腹胀疼痛拒按,口渴欲饮	① 商阳、厉兑、梁丘、冲阳 ② 中脘、胃俞、足三里、厉兑
	寒	右关脉沉迟,苔白腻,呕吐呃逆,喜热饮,肢冷	① 涌泉(灸)、丘墟、阳谷、上脘 ② 中脘、胃俞、足三里、厉兑
	热	脉洪大,舌苔黄厚燥,身热 口渴,食入即吐,便结	① 阳谷、足临泣、内庭、商阳 ② 中脘、足三里、解溪
心	虚	心阳不足,脉微弱,舌淡白,苔薄,心悸气短	① 少冲、大敦、心俞 ② 神门、心俞、大敦、通里
		心阴亏损,脉细数,舌淡少苔,心悸多梦,盗汗健忘	① 阳谷、少海、巨阙 ② 神门、阴郄、十宣
	实	心火上炎,脉数,舌赤苔黄,口舌生疮,尿赤少,吐血	① 神门、太白、少海、间使 ② 太溪、肾俞、复溜、中极
		痰火蒙蔽,脉滑洪数,苔黄,神昏谵语,悸狂不寐	① 神门、内关、脾俞、郄门 ② 太溪、肾俞、膻中、复溜、气海

脏腑	病理	证候	治疗穴位
小肠	寒	脉迟,舌苔白,肠鸣,小便短少,腹痛喜按	① 后溪、足临泣、足三里、小肠俞 ② 关元、下巨虚、后溪
	热	脉数,舌尖红,小便赤热,口渴,尿血,口舌生疮	① 前谷、通谷、小海、地仓 ② 支正、关元、下巨虚、小海、中极、委中
肾	阳虚	肾阳不足,脉弱,舌淡,阳痿早泄,耳鸣	① 复溜、太溪、阳池、命门 ② 太溪、肾俞、复溜、中极
		肾不纳气,脉浮弱,舌淡,喘逆自汗,头晕足冷	① 复溜、经渠、太白、气海 ② 太溪、肾俞、膻中、复溜、气海
		阳虚水泛、脉沉迟,舌润滑,周身浮肿,腹冷便溏	① 复溜、列缺、尺泽、关元 ② 太溪、肾俞、复溜、水分
	阴虚	脉细数,舌红少苔,失眠健忘,遗精口干	① 太白、太溪、小海、冲阳 ② 太溪、三阴交、复溜、肾俞、太白、丰隆、支正、小海 ③ 大敦、涌泉、委中、足三里
膀胱	虚寒	脉弱,苔滑,小便频数,遗尿	① 至阴、商阳、足三里、神门、列缺 ② 中极、膀胱俞、委中、至阴、昆仑
	实热	脉实数,舌赤苔黄,尿闭脓血,茎中热痛	① 通谷、束骨、二间、足临泣、侠溪、飞扬 ② 金门、中极、膀胱俞、委中、束骨、昆仑
三焦	虚脉	沉细,苔白滑,腹冷胀,遗尿	① 中渚、足临泣、液门、气海 ② 石门、三焦俞、委阳、中渚
	实脉	滑数,舌红苔黄,身热气逆,尿闭	① 天井、通谷、足三里 ② 石门、三焦俞、委阳、天井
肝	实	肝气郁结,脉弦紧,舌红苔腻,胁痛,胸闷气逆,干呕	① 缺盆、经渠、行间、少府 ② 太冲、期门、肝俞、行间、支沟
		肝风内动,脉弦紧,舌红绛苔厚,抽搐口渴,半身不遂	① 缺盆、丰隆、曲池、合谷 ② 太冲、中都、肝俞、行间、人中、十宣、阳陵泉
		肝火盛,脉弦紧,舌红苔黄,头胀痛目眩,尿赤,失眠	① 缺盆、厉兑、中封、偏历 ② 太冲、肝俞、行间、中封、阳辅
	虚	脉弦细,舌红少津,头目昏眩,目干耳鸣,肢体麻木	① 曲泉、阳谷、大钟、期门 ② 太冲、肝俞、阳陵泉、曲池、期门
胆	实	脉弦数,舌红有刺,头痛,目赤耳鸣,呕吐苦水	① 阳谷、阳辅、外丘、束骨、后溪 ② 日月、阳辅、商丘、商阳
	虚	脉细,舌苔白滑,胆怯易悸善恐,失眠	① 侠溪、通谷、尺泽、窍阴 ② 光明、日月、胆俞、侠溪

内脏和脉的部位关系,前已做介绍。但当部位脉不明显,而整体脉反映不正常时,就可与五行联系,再根据脏腑取穴(表3-6)。

表 3-6　脉象与五行、内脏对照表

五行	内脏	脉象	五行	内脏	脉象
木	肝	弦、紧、伏	金	肺	浮、涩、弱
火	心	芤、实、洪	水	肾	滑、沉、濡
土	脾	微、缓、迟			

脉象能综合反映全身情况,因此变化万千。临床上随着疾病变化,脉象变化很大,如何下针呢? 首先看它属哪种脉或倾向哪种脉象,脉象可以综合反映人体全身情况,作者在长期临床实践中,总结出一些首选特效穴位,具体如下:

1. 脉大　①关元;②井穴放血;③天容。

2. 脉数　①井穴配络穴;②郄穴。

3. 脉滑　①肓俞、公孙;②商丘;③中脘、天枢;④尺泽;⑤章门;⑥地仓、瞳子髎;⑦膻中、天突。

4. 脉滑速　①日月、期门;②金津、玉液。

5. 脉滑细　①合谷;②足三里。

6. 脉弦滑　大包。

7. 脉微弱　①中渚;②鸠尾、气海;③耳穴:升压点、肾上腺;④阳经合穴;⑤少冲、大敦;⑥太渊。

8. 脉小　人迎、冲阳、太渊、中府。

9. 脉虚　太渊。

10. 脉软　①太渊、足三里;②手针:肾命门。

11. 脉弦　①行间;②大都、太白;③缺盆;④列缺;⑤阳陵。

12. 脉紧　①章门;②曲池、少海;③少商、足三里、手三里、印堂;④腹腔癌、胃癌、肝癌,用回针疗法。

13. 脉紧实　长强、天柱、飞扬。

14. 脉沉细　①督脉;②华佗夹脊。

15. 脉浮　①风府、风池;②风门。

16. 脉促　人迎、天牖。

17. 脉沉　①六脉皆沉补三焦;②关元、合穴、太溪。

18. 脉实　章门、带脉。

19. 脉滞　①膻中、气海、关元;②人迎;③天枢温针;④曲池、足三里、侠溪、丘墟;⑤曲泉。

20. 脉迟　①深刺天突、章门;②昆仑、肾俞;③曲池、阳池、腕骨;④解溪、侠溪、至阴。

第五节　分部脉的取穴原则

各类脉象根据寸、关、尺脉的不同首先选用以下穴位(表3-7)(右脉取右侧穴位,左脉取左侧穴位)。

表3-7　分部脉象与取穴一览表

脉象	寸脉	关脉	尺脉
浮	风池、风府	足三里(先泻后补)	横骨(泻)、关元(泻)
紧	眉衡、颞、颥	巨阙(泻)、下脘(泻)	灸天枢、照海
微	太渊	阳溪、解溪	气海
数	上脘	巨阙(泻)、上营(泻)	横骨(泻)
缓	风门	章门(补)	横骨
滑	巨阙(泻)	足三里(泻)	中极
弦	期门(泻)	大都(补)	章门
弱	足三里、上脘	足三里(补)	关元(补)、太溪
涩	足三里(补)	太冲(补)	太冲(补)
芤	灸膻中	太白、大都	丹田(补)、关元(补)
伏	上营、灸膻中	关元	关元(补)
沉	少冲	三阴交(补)	章门(补)
濡	太冲(补)	灸天枢	中极
迟	灸三里,太渊	足三里(补)	气海(补)、复溜
实	神门、缺盆	内庭、厉兑	交信、照海
细	灸中府	大都、解溪	太渊、太溪
洪	期门、章门	商阳、厉兑	涌泉
牢	缺盆	足三里(泻)	中极、太溪

第六节　切脉针灸与经络

在经络理论指导下,能较详细诊断出经络病变,指导取穴。在治疗过程中又可以动态掌握经络变化,指导及时调整经络,如能通过针刺使经络长期维持正常,就会使肿瘤缩小或消失。同时在切脉针灸临床实践中,常用耳针配用中草药治疗疑难杂症及癌症。根据经络理论,可针刺耳廓的压痛点、色素点。如有个病人患鼻腔硬腭恶性肉芽肿,放疗后肺转移,两肺出现多个转移结节影。试以耳针治疗,一扎上针,就感到耳热、全身舒服,并能睡一觉。同时配合服用清热解毒的中草药,每日1帖。经过2个月,X线摄片示两肺转移结节消失,恢复工作。

很多临床医生并没有真正了解和掌握经络,在临床上往往把经络和脏腑混为一谈。诊治同一个病人,一会儿说是肝脏,一会儿又说是肝经。我们说经络和脏腑是有紧密联系的,但毕竟不一样的,比喻一下:如同城市和高速公路、铁路的关系(当然不一定十分恰当)。脏腑、经络相混不分在治疗常见病时可能过得去,如果去治疗复杂的疑难杂症,特别是各种晚期的内脏癌症(肝癌、肺癌、胰腺癌等),就会碰壁而治疗无效了。所以我们如果想用切脉针灸用药治病取得好的效果,一定要把经络与脏腑的异同辨清楚,只要辨证正确,治疗精确,疗效就一定是显著的。

切脉了解经络异常的方法有多种,现在先介绍一种整体脉诊断经络(表3-8)。

表 3-8　整体脉诊断经络对照表

经络	脉		经络	脉	
	实	虚		实	虚
肝	沉弦紧	沉弦散	肺	浮而短涩有力	浮而短涩无力
胆	浮弦紧	浮弦散	大肠	浮短而滑	浮短微
心	浮而数	浮而细	肾	沉而细滑	沉而细软
小肠	洪大而紧	大而无力	膀胱	沉而细滑	沉而涩
脾	缓而大	缓而无力	三焦	洪散而急	伏散
胃	浮长而滑	浮长而涩	心包	细长有力	细长无力

一、如何通过切脉诊断经络的异常

针灸离不开经络、穴位。通过切脉仅仅知道某些脏腑发生变化,但不等于就掌握了反映在经络系统上的病变及规律。临床上常有这种情况,我们从切脉了解到患者脏腑的病变,针对患者的病症,选取了一些穴位进行针刺治疗,经过一段时间,患者肿块缩小了。可是过了几个月,患者肿块再度扩大,我们仍然按原来的穴位针刺,结果不仅不见效,相反病情日益恶化。

　　为什么原来有效的穴位无效了？我们认识到,经络与五脏六腑既有联系,又有区别。同一脏腑的病变,可以在不同的经络上反映出来,不同脏腑的病变,又可以在相同的经络上反映出来。况且癌症病人病情变化复杂,即使是同一条经络病变,有的病人是"左虚右实",有的是左右一样,所以经络的"虚"、"实"变化,与相应脏腑的"虚"、"实"变化并不一致。脏腑病变一般是或虚或实,而经络病变往往是"虚中有实"或"实中有虚",比较复杂。经络和穴位密切相连,因此把握不住经络的虚虚实实的变化,针刺穴位就找不准,治疗就会落后于癌症的变化与发展。

　　切脉除了正确选取穴位外,还可以检验每次针刺的效果。当针刺某经络穴位前的脉象与针刺后的脉象有较大变化,由异常逐步接近正常时,就表明针刺已通过该经络的作用引起神经、内分泌、体液、消化、呼吸等体内各系统的相应变化,即为针刺显效,反之则无效。这样就可以对每一次针刺的治疗效果心中有数。如图3-1为针刺前后脉象变化。

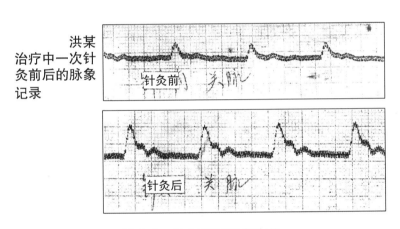

图 3-1　针刺前后脉象变化

　　临床上我们用切脉为主,配用舌诊、面诊、鼻诊、压痛点、知热感度测定、皮肤电阻测定、经络阳性反应物等手段,综合诊断内脏的病变和经络的异常,使切脉的正确性更为提高。

　　人体患病后,体内各系统都发生变化,如血液成分、血流速度、调整血管壁的神经系统等都有变化,从而造成脉象的变化。运用切脉诊断出内脏的病变和经络的异常,经过针刺调整内脏和经络的异常,使之恢复正常。经常不断地调整病态的内脏和异常的经络,使它保持正常状态,就会激发体内抗癌物质与癌症作斗争。其具体实例可参见后文切脉针灸治癌实录配用中药治疗晚期食管癌过程。

切脉了解脏腑、经络部位。古人总结脉象加起来有 100 多种,那你如何从切脉中分辨出来? 这个问题笔者也研究了很多,古代书籍没有给出答案,其实脉象虽然有很多种,但这些脉象都是人体生了疾病的时候,才会出现的,正常人是不出现这么多脉象的,要不然这么多脉象出现在一起,如何掌握,所以只要你掌握了正常脉象,其他不正常的脉象也就好区别了。另外有一点,当我们切脉的时候,一定要找到脉象中最明显的特征,抓住最主要的表现,这样大的诊断方向就不容易出错。

二、经络补泻

根据经络虚、实进行补、泻的主要穴位见表 3-9:

表 3-9　根据经络虚实变化切脉辨证取穴表

经络	虚则补之(＋)		实则泻之(－)	
肺经	太渊	经渠	尺泽	孔最
大肠经	曲池	商阳	二间	温溜
心经	少冲	少府	神门	阴郄
小肠经	后溪	阳谷	小海	养老
肝经	曲泉	大敦	行间	中都
胆经	侠溪	足临泣	阳辅	外丘
脾经	大都	太白	商丘	地机
胃经	解溪	足三里	厉兑	梁丘
肾经	复溜	阴谷	涌泉	水泉
膀胱经	至阴	足通谷	束骨	金门
心包经	中冲	劳宫	大陵	郄门
三焦经	中渚	支沟	天井	会宗

三、切脉指导针刺补泻

"盛则泻之,虚则补之……不盛不虚,以经取之"这是针灸之总则,其所说的盛虚乃是以人迎、寸口的脉象大小作为标准。《灵枢·终始》云:"人迎一盛,泻足少阳而补足厥阴,二泻一补……必切而验之,疏取之上……人迎二盛,泻足太阳,补足少阴,二泻一补……人迎三盛,泻足阳明而补足太阴,二泻一补……脉口一盛,泻足厥阴而补足少阳,二补一泻……脉口二盛,泻足少阴而补足太阳,二补一泻……脉口三盛,泻足太阴而补足阳明,二补一泻。"其提出了切脉决定针灸补泻的两个原则:一是人迎脉盛采取泻阳经补阴经,寸口脉盛采取泻阴经补阳经;二是根据脉盛的程度而补泻不同的经脉。《灵枢·终始》云:"阴盛而阳虚,先补其阳,后泻其阴而和之。阴虚而阳盛,先补其阴,后泻其阳而和之。"此处之阴阳即指脉口(寸口)和人迎脉,而虚实则指两处脉动程度的比较,亦即:若寸口(阴)脉动大于人迎(阳)则说明阴(经)盛而阳虚,则先补疾病有关的阳经,再泻疾病有关之阴经。反之若寸口脉动小于人迎,说明阳经之气盛,阴经之气相对虚,则补疾病有关之阴经后,泻疾病有关之阳经,即先补弱的一方阴经或阳经,再泻其相表里之阳经或阴经,其指出了根据人迎、寸口脉之盛衰以决定针灸补泻的先后顺序。《素问·离合真邪论》还提出切脉还可以决定针刺补泻时机,其曰:"夫邪之入于脉也……经之动脉,其至也亦时陇起……其至寸口中手也,时大时小,大则邪至,小则平,其行无常处,在阴与阳,不可为度,从而察之,三部九候,卒然逢之,早遏其路。"邪气侵入经脉后随脉流行各处,此时必须通过仔细诊察三部九候不同部位不同时间脉象大小变化,在脉象大而充实的时刻采用针刺泻法,此时泻邪效果显著而不伤及正气,是针刺泻法的最佳时机。

四、切脉判断针灸疗效

《灵枢·九针十二原》曰:"刺之要,气至而有效,效之信,若风之吹云,明乎若见苍天,刺之道毕矣。"《灵枢·终始》云:"凡刺之道,气调而止……所谓气至而有效者,泻则益虚,虚者脉大如其故而不坚也,坚如其故者,适虽言故,病未去也。补则益实,实者脉大如其故而益坚也,夫如其故而不坚者,适虽言快,病未去也。故补则实,泻则虚,痛虽不随针,病必衰去。"可见《黄帝内经》中所谓"得气"指的并非针下患者的酸麻重胀感,而是针刺后患者的脉象趋于正常,即脉坚实之实证,治疗后脉象趋于缓和,否则即使针刺当时自觉轻快,病必不去,虚证亦然。切脉在针灸治疗中具有重要地位,不可忽视。正如《灵枢·终始》所言:"凡刺之道,毕于终始,明知终始,五脏为纪,阴阳定矣……终始者,经脉为纪。持其脉口人迎,以知阴阳有余不足,平与不平,天道毕矣。"

得气亦称针感,是毫针刺入腧穴后所产生的经气感应现象。得气一词首见于《黄帝内经》,《素问·离合真邪论》说:"吸则内针,无令气忤,静以久留,无令邪布,吸则转针,以得气为故。"所言的是当针刺入腧穴后,通过施行一定的针刺手法,使针刺部位产生特殊的感觉和反应。《素问·宝命全形论》对得气感应有生动描述:"是谓冥冥,莫知其形,见其乌乌,见其稷稷,从见其飞,不知其谁。"《标幽赋》也对得气现象作了细致描述:"轻滑慢而未来,沉涩紧而已至。气之至也,如鱼吞钩饵之浮沉;气未至也,如闲处幽堂之深邃。""若气不朝,其针为轻滑,不知疼痛,如插豆腐者,莫与进之,必使之候。如神气既至,针自紧涩,可与依法察虚实而施之。"由此可知,医家传统认为的得气反应,包括他觉反应与自觉反应两种。所谓他觉反应,是指施针者感到和观察到的现象,如针下有沉紧的感觉,或观察到局部或经脉循行部位的肌肉震颤、跳动或针柄跳动,或皮肤色泽改变,或患者表情改变等。所谓自觉反应,是指患者在针刺过程中所出现的主观感觉和反应,感觉针下有酸、麻、胀、沉重、痒、舒松、冷感、热感等,有时某种感觉可沿着一定的部位,向一定的方向扩散或传导,其感觉性质与机体反应、疾病性质和针刺的部位有关。一般来说,敏感者反应较强,迟钝者反应较弱,四肢末端多痛,四肢肌肉丰满处多酸、麻、胀、困、重感,易出现触电感、跳跃感、上下传导感、蚁行感、水波样针感、线条样针感,头面部位多有沉压感,腰背部多酸胀感,甚至气至某些脏腑器官所出现的某些功能改变,如气至肠胃可出现肠鸣或饥饿感等。《标幽赋》说:"气速至而速效,气迟至而不治。"《针灸大成》解释说:"言下针若得气来速,则病易痊,而效亦速也。气若来迟,则病难愈,而有不治之忧。"说明得气有利于疗效。

然而,临床上每每有不"得气"也能取效的案例,且不胜枚举,这又是什么原因呢? 笔者认为,得气于疗效是密不可分的关系,但是得气与疗效重点体现在脉象上面,有些病人,针灸后病情好像没有减轻,但是脉象却趋于平缓,有些病人针灸后症状似乎减轻了,但是脉象却无变化,或者变差了,可见得气与否不但看病人症状的变化,更重要的是看患者脉象的变化。《灵枢·终始》曰:"所谓气至而有效者,泻则益虚,虚者脉大如其故而不坚也,坚如其故者,适虽言故,病未去也。补则益实,实者脉大如其故而益坚也,夫如其故而不坚者,适虽言快,病未去也。故补则实、泻则虚,痛虽不随针,病必衰去。必先通十二经脉之所生病,而后可得传于终始矣。故阴阳不相移,虚实不相倾,取之其经。""凡刺之道,气调而止,补阴泻阳,音气益彰,耳目聪明,反此者血气不行。"

要了解病情的轻重和发展趋势,应该体会脉以"胃气为本",如果人迎、冲阳脉越来越缓和,说明疾病在好转;如果人迎脉先急后变和缓,说明胃气渐升;如果人迎脉先缓后急,说明胃气渐降,因此,人迎脉在临床切脉中有重要价值。

此外,切脉可以克服针灸的盲目性,明显提高疗效,改变机关枪打麻雀的情况,做到针不虚发;解决针灸疲劳现象,达到次次有效,大大提高治疗疑难杂症的疗效,最终攻克癌症、艾滋病等;针刺无痛,根据脉象变化得气,不强调酸麻胀痛,扩大了适应证,怕针的敏感型病人也受欢迎;加深对脏腑、经络、气血、三焦的体会,更深刻理解得气、整体观念等中医理论精髓;越疑难的疾病越能现出切脉针灸的优越性。

中医的精髓在于辨证论治,而不是"头痛医头,脚痛医脚"的治标思想,切脉针灸的理论思想正体现了中医个体化治疗的传统特色和精髓。

五、切脉针灸第一针

《灵枢》曰:"小针之要,易陈而难入,粗守形,上守神……粗守关,上守机。"意为针灸的要领,理法陈述容易,而实践精深却难,粗工拘于针法的形表,上工以调神为要,粗工治在穴,上工却治在气机。

切脉针灸的精髓就在调治气机,其第一针是精确调治气机的关键之一。第一针又称开关,好比汽车和火箭的点火发动。

古人使用子午流注来开穴,通过74个穴位的固定时间来决定首选哪个穴位,有其局限性,因为其受到选择穴位时间的限制。切脉针灸通过患者临床症状、病因、脉象等,经过辨证来选择穴位,解决了时间限制,并提高疗效。如果想了解古代子午流注的临床应用可以去查阅有关专著。当然子午流注的开穴规律,有的还是可以参考应用的,见表3-10:

表 3-10　子午流注开穴一览表

时辰 ＼ 作用	调气分	调血分	补	泻
子时	会阴	心窝	少冲	阳辅
丑时	腰俞	膻中	后溪	行间
寅时	命门	天突	至阴	尺泽
卯时	筋缩	印堂	复溜	二间
辰时	身柱	上星	中冲	厉兑
巳时	风府	大椎	中渚	商丘
午时	百会	至阳	侠溪	神门
未时	水沟	命门	曲泉	小海
申时	天突	腰俞	太渊	束骨
酉时	膻中	涌泉	曲池	涌泉
戌时	中脘	关元	解溪	大陵
亥时	关元	神阙	大都	天鼎

　　针灸取穴下针先后具有重要的治疗意义,先后之序不能偏废,正如我们中药亦有药味或先煎或后下才能保证药效,如果先后之序不分,则疗效大打折扣,所以不可不重视。《灵枢·终始》曰:"阴盛而阳虚,先补其阳,后泻其阴而和之。阴虚而阳盛,先补其阴,后泻其阳而和之。"《灵枢·周痹》云:"痛从上下者,先刺其下以过之,后刺其上以脱之。痛从下上者,先刺其上以过之,后刺其下以脱之。"《长桑君天星秘诀歌》在开首即明言"此法专分前后施","若是胃中停宿食,后寻三里起璇玑","脾病血气先合谷,后刺三阴交莫迟"。说明疾病之有阴阳虚实不同,病位有上下表里之异,针刺取穴应有主攻,施术应有先后。

　　切脉针灸首重切脉针灸第一针,其具体含义包括第一针的针灸取穴、针灸方法、针灸步骤。

　　具体应用如下:

　　1. 第一针针病所要穴,具有引领全身气血以达病所的作用

　　例如:肝癌患者右季胁下肿块,当先针刺病所,引领经气血气以达患处。再如:患处疼痛,宜在患处首针第一针,再根据病因针配穴。

　　2. 第一针针病因要穴,具有治病求本的作用

　　例如:患者因肝郁导致脾虚,出现双胁疼痛胀满、默默不欲食等症状,第一针当针太冲或期门穴,以疏肝解郁。

　　3. 第一针针脏腑要穴,具有疏通脏腑气血的作用

　　例如:患者脾虚湿盛而见纳差、便溏,第一针当针刺脾俞或者章门穴,又或中脘穴。以背俞穴乃脏腑之外应,章门乃脏会,中脘乃脾胃之所在。

　　4. 第一针针所病经络原穴,具有激发经络元气的作用

　　例如:肺经经气上逆而见咳嗽、哮喘,第一针当针刺手太阴肺经之太渊,以激发肺经经气,舒畅上逆之经气。

　　5. 第一针用缪刺法,具有交经导气之作用

　　例如:身疼痛,先找准疼痛或最不舒适之处,再在身体对侧相应位置进行针刺治疗。

　　6. 第一针用透刺法,具有治疗表里的作用

　　例如:患者见表里经见证,如咳嗽而大便失禁,第一针当针透刺手太阴肺经和手阳明大肠经,取列缺穴。

　　7. 急症首刺郄穴

　　例如:患者有宿疾,而见气脱,当第一针以治标为要,针刺百会以升提。

8. 疾有先后,先病当先刺

例如:患者先病外感、后见下利,当先治外感、再图下利,第一针应先针刺风池或肺俞等,以发散外邪。

9. 特殊作用的穴位当先刺

某些特效穴位,如戒烟,第一针宜针列缺,戒烟之特效穴。

临床上可以第一针所用的穴位大多为特定穴,如郄穴、络穴、六大总穴、缪刺法等作为第一针取穴治疗:①内脏病:取穴背俞(补)、募穴(泻);②单经病变:取五输穴;③气虚:取穴膻中、气海;④多经病变:取交会穴;⑤血证:取郄穴。

10. 吸收其他针法的精华 除了前面提到的各种针法的穴位,还应注意其行针手法,如腕针的进针手法是沿皮下进针,在腰骶、膝关节等部位都可以使用。

特效穴配方举例:失眠:(手、耳)神门、三阴交;止咳穴:桡侧腕横纹上 2~4 寸;心脏疾病(如胸闷心慌):天池、乳根、膺窗。

切脉针灸的取穴原则:先整体,后局部;先上后下,先阳后阴;先经络,后脏腑;先补后泻。

切脉取穴在临床应用上没有熟练掌握以前,还可以根据病因选取第一开穴。

六、病因取穴

分析疾病的原因,首先选用以下穴位:

(1) 属风寒:选用外关、风池、风府、风门、合谷。

(2) 属暑:选用曲泽、委中、尺泽、十宣(放血)。

(3) 属湿:选用阴陵泉、三阴交、足三里、复溜、合谷。

(4) 属热:选用大椎、曲池、合谷、陷谷、内庭。

(5) 属内风:选用行间、太冲、风池。

(6) 属内寒:选用关元、中极、命门(均灸)。

(7) 属内湿:选用脾俞、足三里、公孙、三阴交。

(8) 属内燥:选用金津、玉液、尺泽、鱼际、大钟、膈俞。

(9) 属内火:选用大陵、行间、然谷、支沟、劳宫。

(10) 属精虚:选用志室、关元、中极、太溪。

(11) 属神乏:选用大陵、间使、神门、神庭、心俞、神堂。

(12) 属气病:上焦:选用膻中、太渊、列缺、间使。

　　中焦:选用中脘、脾俞、足三里、公孙。

　　下焦:选用关元、气海、脐中(神阙)。

(13) 属血病:选用膈俞、血海、三阴交、公孙。

(14) 属痰:选用丰隆、内关、中脘、巨阙。

(15) 属水:选用水分、阴陵泉、复溜。

(16) 属郁:选用内关、行间、太冲、肝俞。

(17) 属结:选用支沟、照海、大横。

(18) 属劳:选用膏肓、百劳。

(19) 属虚:选用气海、丹田、委中。

第七节　切脉针灸止痛

　　疼痛是很多疾病的主要症状之一,医生在治疗疾病时往往必须首先止痛。众所周知,针灸止痛的疗效是显著的,无副作用的。

　　但是针灸止痛的方法很多,针灸医生在治疗具体病人时采用何种方法往往会有困难,特别是碰到顽固性的疼痛如坐骨神经痛、三叉神经痛、胆绞痛、晚期癌症的疼痛等时,要用针灸止痛就更难了。我们如能采用切脉来指导针灸取穴,针灸止痛的准确率可以大大提高,从而使针灸止痛的疗效更为显著。

临床举例说明:

例 1:坐骨神经痛

　　1995 年 12 月初诊,男性,43 岁,西班牙人。左腰腿痛近 4 年,时轻时重,久治不愈,近 1 个月来发作剧痛,影响睡眠,不能工作。检查:左下肢腰腿部肾俞、环跳穴有明显压痛,移动时疼痛加剧。舌质红,左边有瘀斑,苔白。脉象:左脉缓,右脉滑紧。

　　切脉针灸取穴:采用巨刺法,针右肾俞、右环跳,配用右委中、右阳陵泉、右昆仑,留针 45 分钟。

　　一次针灸后,患者自感好转,疼痛减轻;1 日 1 次,连针 3 次,疼痛基本消失,巩固针灸 5 次。舌质淡红,苔薄,脉缓。随访 1 年,情况良好。

　　按:《素问·缪刺论》曰:"邪客于经,左盛则右病,右盛则左病……必巨刺之,必中其经……"临床上碰到躯体的右面疼痛左脉异常,或躯体的左面疼痛右脉异常,可采用右病针左、左病针右的巨刺法。

例2:右蹬趾痛

1994年11月初诊,女性,54岁,挪威人。右蹬趾外侧关节痛3年余,余无不适。舌质淡红,苔薄,脉缓。

切脉针灸取穴:采用缪刺法,针刺点在对侧左蹬趾,右蹬趾疼痛的对应点,留针30分钟。

针灸1次,疼痛明显减轻;一日1次,连针3次,疼痛消失。

按:《素问·缪刺论》曰:"有痛而经不病者缪刺之……"临床上碰到身有疼痛,脉无异常,选用有血络反映处(青、红、黑络脉处进行针刺),即谓缪刺法。

例3:急性咽喉炎

1996年11月初诊,女性,32岁,德国人。咽喉疼痛1周,经服药和消炎止痛针治疗无效来就诊。检查:咽喉部红肿,扁桃体Ⅱ度肿大,伴头痛、发热,舌质红,苔白干。脉浮数、寸强盛,为手太阴肺经实证。

切脉针灸取穴:泻肺经井穴、荥穴。少商(双侧刺血)、鱼际(泻双侧),留针40分钟。

针1次,头痛、咽喉痛明显减轻,热消;一日1次,连针3次,头痛、咽痛消失,舌质淡红,苔薄白,脉缓。临床治愈。

按:患者脉搏反映经络实证或外邪客于络脉,这时要泻井穴止痛。

例4:前额痛

1995年2月初诊,女性,45岁,挪威人。前额痛多年,久治未愈,近1个月来前头痛明显加剧,舌质紫红、苔黄腻,脉弦滑、寸紧滑。属血瘀夹湿型,肝阳亢。

切脉针灸取穴:取肝经原穴太冲,加上局部取穴印堂,留针45分钟。

针灸后疼痛减轻,一日1次,连针5次,疼痛消失,舌质淡红,苔薄白,脉缓。临床治愈,一年半未复发。

按:患者脉搏反映某一脏腑元气不足,或者脏腑有邪实,这时要取经络的原穴、募穴止痛。

例5:腰痛

1995年9月初诊,男性,50岁,西班牙人。腰部剧痛伴腹泻3天,痛苦面容,弯腰、行走均很困难。检查:局部无明显压痛,X线片无异常,舌质红、左边有瘀斑、苔白。脉象:左脉缓,右脉滑紧。

切脉针灸取穴:双关脉左右弹,带脉穴有酸胀,针刺带脉穴30分钟。

针灸1次显效,3次痊愈。

按："诊得带脉,左右绕脐腹,腰脊痛冲阴股",本病例只是带脉异常性在腰痛。

例6:肩关节疼痛

1995年初诊,男性,47岁,德国人。患者右肩关节疼痛,经针灸治疗后1年,突然左肩关节疼痛,特别是左上肢上举及内旋转时疼痛加剧。检查:舌质淡红、黯;脉象:脉弦滑急,右大于左;左肩关节内侧有3个明显压痛点。

切脉针灸取穴:第1次针灸,缪刺法:右肩对应点(3个),左合谷、左外关。

针灸后疼痛明显好转,但脉象弦滑如前。

二诊针灸,患者诉针后2小时,疼痛再起。

切脉针灸取穴:以右泻:右肩对应点、合谷、外关、曲池、肩井;左泻:左压痛点用磁疗,留针45分钟。

针灸后脉弦缓略急,治法同上,加左养老,皮肤针法,临床治愈。

按:体针有时要与磁疗结合应用,止痛效果明显。

例7:胃痛

1980年初诊,女性,46岁,中国人。胃痛1年,持续性胃痛时轻时重,久治无效,近1周来疼痛加剧。检查:舌质淡红,苔白厚。脉象:脉弦,关部紧实。属冲脉逆气上冲,脾胃不调。

切脉针灸取穴:公孙、内关、足三里。

针刺1次痛减,3次痛消。治疗后舌质淡白、苔薄白,脉缓。

按:《灵枢·邪气脏腑病形》曰:"胃病者,腹膜胀,胃脘当心而痛,上支两胁,膈咽不通,食饮不下,取之三里也。"又,《四总穴歌》曰:"肚腹三里留。"胃痛当取足三里;八脉交会穴中公孙配内关可治疗胃心胸疾患,常可针起疾愈。

例8:痛经

1983年初诊,女性,28岁,中国人。痛经2年,每逢经期少腹剧痛,今经又来潮,少腹疼痛难忍,拒按,大汗淋漓,胸胁胀痛,经行不畅,色紫黯,有血块。舌质黯,苔薄白,脉弦紧。属冲任气血失调,肾阳虚。

切脉针灸取穴:先灸关元,15分钟后,针关元、三阴交。留针20分钟。

针刺1次痛止,3次临床治愈。1年未复发。

按:关元为冲任交会穴,又是补肾阳要穴。

例9:原发性肝癌

徐某,男,57岁,中国黑龙江人。因右上腹疼痛,1个月余,进食后上腹烧灼感,泛酸水,胃纳差,便黑,尿黄。检查:甲胎蛋白(AFP)血凝试验(++),同位素扫描肝右翼上外侧占位性病变,复查 B 超,3 个检查符合晚期肝癌诊断,来针灸门诊治疗。查舌质红,苔黄。脉象:软、滑、速,人迎脉大,手足阳经实,肝经有热毒。

切脉针灸取穴:二间放血,小海、天井、厉兑、阳辅、束骨、申脉、太渊、日月、期门、胃俞,同时配合用生命信息治疗仪和激光针刺及中草药治疗调理后,患者体重增加 1.5kg,热退,胃纳增加,但仍有泛酸,头痛,肝区胀,这时切脉发现脉滑数,说明胆经、阳跷经实,肝经仍有热毒。

切脉针灸取穴:

(1) 天池、巨阙、日月、期门、申脉、仆参、少海。

(2) 阳辅、光明、天突、天容、列缺、窍阴、曲泉。

以上两套穴位交替扎针,同时采用肝区围针,再治疗 2 个多月,患者上腹痛烧灼感消失,胃纳上升,每日 600g 以上,二便正常,体重增加 2.5kg,自觉无明显症状。B 超复查:肝区波型改变以硬化可能大,但 AFP 仍(+),继续针灸治疗 1 个月,AFP 转(-),同位素扫描肝右翼下角萎缩,左翼相对增大,胸部 X 线右膈隆起不明显,较前降低,现已完全恢复正常,临床治愈。

按:当然要真正完全止痛,还是要与治疗相结合,如癌症患者止痛的同时要治疗好癌症疾病,这样由癌症引起的疼痛才能彻底解决。如果医生能用切脉针灸指导体针、头皮针、耳针、手针、脚针、微针疗法及放血疗法的应用,就可以使针灸止痛的效果更为提高。

第八节　切脉针灸治疗咳嗽

咳嗽是肺失宣降、肺气上逆的一种表现,历代医家以有声无痰称为咳,有痰无声称为嗽,有痰有声称为咳嗽,临床上多痰声并见,很难截然分开,所以统称为咳嗽。

《素问·咳论》云:"黄帝问曰:肺之令人咳,何也? 岐伯对曰:五脏六腑皆令人咳,非独肺也。帝曰:愿闻其状。岐伯曰:皮毛者,肺之合也,皮毛先受邪气,邪气以从其合也。其寒饮食入胃,从肺脉上至于肺则肺寒,肺寒则外内合邪,因而客之,则为肺咳。五脏各以其时受病,非其时各传以与之。人与天地相参,故五脏各以治时感于寒则受病,微则为咳,甚者为泄为痛。乘秋则肺先受邪,乘春则肝先受之,乘夏则心先受之,乘至阴则脾先受之,乘冬则肾先受之。

帝曰:何以异之? 岐伯曰:肺咳之状,而喘息有音,甚则唾血。心咳之状,咳则心痛,喉中介介如梗状,甚则咽肿喉痹。肝咳之状,咳则两胁下痛,甚则不可以转,转则两胠下满。脾咳之状,咳则右胁下痛阴阴引肩背,甚则不可以动,动则咳剧。肾咳之状,咳则腰背相引而痛,甚则咳涎。

帝曰:六腑之咳奈何?安所受病?岐伯曰:五脏之久咳,乃移于六腑。脾咳不已,则胃受之,胃咳之状,咳而呕,呕甚则长虫出。肝咳不已,则胆受之,胆咳之状,咳呕胆汁。肺咳不已,则大肠受之,大肠咳状,咳而遗失。心咳不已,则小肠受之,小肠咳状,咳而失气,气与咳俱失。肾咳不已,则膀胱受之,膀胱咳状,咳而遗溺。久咳不已,则三焦受之,三焦咳状,咳而腹满,不欲食饮,此皆聚于胃,关于肺,使人多涕唾而面浮肿气逆也。

帝曰:治之奈何?岐伯曰:治脏者治其俞,治腑者治其合,浮肿者治其经。帝曰:善。"

《素问·咳论》对咳嗽一证作了比较系统的论述,为后世在治疗咳嗽的辨证依据上提供了良好的基础。我们知道中医俗语中有"名医不治咳"之说,咳嗽一证四季日常可见,看似平常小疾,但是最是难治,因其病因病机触及五脏六腑,非独以治肺而论。历代医家考究《素问》遗篇,多在方药上出其创见,而针灸一时湮没,然针灸在疏通十二经气血,调理人体气机,调整脏腑虚实方面有着"立竿"之效。

切脉针灸治疗咳嗽,首先必须诊断清楚是何经何脏受到邪气侵袭而导致咳嗽之症。根据经典著作及临床经验总结如下:

肺与大肠咳取穴:太渊;大便差,加曲池、商阳。

心与小肠咳取穴:神门。

肝与胆咳取穴:太冲;咳呕胆汁,加阳陵泉。

脾与胃咳取穴:太白;咳引胃痛,加足三里。

肾与膀胱咳取穴:太溪;咳而尿出,加灸中极。

据《素问·咳论》,五脏之咳治其俞,六腑之咳治其合,咳血加尺泽、委中。

《景岳全书·咳嗽》指出,咳嗽之要,止唯二证,何为二证?一曰外感,一曰内伤而尽知矣。外感之咳,无非外淫入袭经络,入于肺经则咳而寒热,笔者予针太渊以疏理肺经经气,曲池以疏风散热,商阳以泄热通经。外邪不治则入络脏腑,五脏相关,入于心则为心咳,入于肝则为肝咳,入于脾则为脾咳,入于肾则为肾咳,治疗上笔者更进一步指出首遵"五脏之咳治其俞,六腑之咳治其合"之原则,心咳予取神门,配合心俞、神堂;小肠咳取小肠俞、下巨虚;脾咳取太白、脾俞、意舍;胃咳取足三里、胃俞;肝咳取肝俞、魄户;胆咳予取胆俞、阳纲、阳陵泉;肾咳取肾俞、志室、太溪;膀胱咳取膀胱俞、白环俞、委中。

取穴举例:

特效穴:止咳穴(肺经上,太渊上 2~4 寸之间);重点选择的穴位:尺泽、鱼际、天突、肺俞、灸心俞、云门、中府、少商。

五脏六腑均可引起咳嗽,咳嗽与肺有关,肺经病咳嗽取肺经的穴位。

总则:治脏治其俞;六腑取合穴;肺热取少商、尺泽。

五脏咳嗽

1. 肺咳　咳喘有声,或伴有咳血,取太渊、肺俞、尺泽;方药:麻黄汤、桔梗汤,如伴有外感可加止嗽散。如果肺咳出现大便失禁,转为大肠咳,取商阳、曲池;方药:止嗽散加白术、赤石脂,桃仁汤、猪苓汤。

2. 心咳　咳嗽咽喉间有异物感,同时有心区痛,取神门、心俞;方药:甜瓜花、牛蒡子、桔梗。如果心咳矢气多,则转为小肠咳,取小海,方药:止嗽散加白芍,芍药甘草汤。

3. 心包咳　咳嗽舌根不适,伴心烦,取大陵、劳宫、厥阴俞。如心包咳出现腹满不适,纳差,取委阳、关元;方药:禹功散。

4. 肝咳　咳嗽伴胁下痛不可转侧,取太冲、肝俞;方药:小柴胡汤。如肝咳伴有咳嗽呕黄苦水则转为胆咳,取阳陵泉;方药:止嗽散加黄芩、法半夏、生姜。

5. 脾咳　右胁下痛,肩背动引右胁下痛,或伴有吐痰涎,或痛引小腹,取太白、脾俞;方药:升麻汤,伴外感则止嗽散加秦艽、郁金。脾咳出现呕吐胃内容物,则转为胃咳,取足三里;方药:止嗽散加乌梅、川椒、干姜,乌梅丸。

6. 肾咳　咳嗽腰背引痛,同时腰背痛,或耳鸣耳聋,或鸡鸣咳,或咳嗽时引脐部,取太溪、肾俞;方药:麻黄附子细辛汤,或阳和汤加苏子、五味子、枳壳,伴外感则止嗽散加附子。如出现遗尿,则肾咳转为膀胱咳,取委中,灸中极;方药:止嗽散加茯苓、半夏,茯苓甘草汤。

咳嗽伴有其他症状的处理:

1. 咳嗽伴有身热,手掌发热,咳嗽欲呕,甚咳吐沫:列缺。

2. 咳嗽伴饮水多,烦闷:太渊、鱼际、列缺。

3. 咳嗽引尾骨痛:鱼际。

4. 咳嗽有痰鸣,或痰中带血:大钟、库房。

5. 咳嗽有涕:中府、周荣。

6. 咳嗽同时腹满,或伴有呕吐:通里、内关。

7. 咳嗽吐白黏痰:紫宫。

8. 咳嗽且喘息,痰黏:太溪。

9. 咳嗽面赤、感发热:尺泽、孔最。

10. 咳嗽恶寒:灸少商、天突;灸合谷、太冲。

11. 咳嗽舌干,胁痛心烦,肩寒:尺泽。

12. 咳嗽同时伴鼻衄:尺泽。

13. 咳嗽干呕烦满:侠白。

14. 咳嗽呕吐:前谷。

15. 咳嗽伴胸背痛:太溪。

16. 咳嗽伴气逆不能食:陶道。

17. 咳嗽气逆向上至咽喉、痰鸣喘咳:扶突。

18. 咳嗽气逆上气,阴肿短气:水突。

19. 咳喘上气喘息不能言:华盖、膻中。

20. 咳嗽上气、呕吐胸满:俞府、云门。

21. 咳逆上气伴伤寒:曲泽。

22. 咳血伴咽干:太渊。

23. 咳血伴恶寒:太溪、足三里、列缺。

24. 虚劳吐血:中脘。

25. 咳血与内脏有关:地五会。

26. 小儿百日咳:身柱、大椎与大杼连线的中点。

咳嗽有痰:浓痰——膻中;浊痰——尺泽、间使;痰中涎多——阴谷、复溜、前谷;寒痰——列缺;咳痰伴厥逆——紫阳;咳痰不爽——公孙、然谷;咳嗽腹胀不适——巨阙。

27. 久咳:灸乳根、乳晕下边缘、膏肓穴、平膻中脊柱边 1 寸,鱼际的静脉点刺放血。足三阳经虚,可在足三阳经上络脉放血。

⚪ 第九节　切脉针灸治疗妇科疾病

1. 凡将用针,必先诊脉　《灵枢·九针十二原》云:"凡将用针,必先诊脉。"在针灸临证中必须先切脉,通过切脉察知经络脏腑气血的虚实变化,了解病气的有余、正气的不足,从而指导针灸治疗。切脉对针灸临证的指导作用包括决定针灸方法、决定针灸取穴、检验针刺效果等。可克服针灸的盲目性,明显提高疗效。

人类体质存在着明显的男女差别,经、孕、产、乳是妇女特有的生理现象,所以在使用针灸治疗妇女疾病的时候,通过切脉而辨证论治显得十分必要。

有一份调查报告显示,肾阳虚质在妇女体质中占的比例最高,这一现象有人用现代医学作出解释。因为女性体内雌激素的含量高,体内的热量容易转化成脂肪储存在皮下,且新陈代谢率较男性低,从而使体内热量释放较少。由于运动量不足,往往会造成全身或局部循环不良,导致全身发冷,特别是手、足等末梢部位更觉冷。形体自胖、面色不华、形寒怕冷,一派虚寒之象。临床上,我们根据张景岳提出的"善补阳者,必阴中求阳,则阳得阴助而生化无穷"这一原则,选用足少阴肾经的 3 个穴位——照海、太溪、复溜,加上三阴交,为妇科疾病四肢部的四大要穴,并且配合灸法的使用,更好地顾护阳气。对治疗各种由于肾精不足引发的妇科疾病,如卵巢早衰、功能失调性子宫出血、闭经等,有显著疗效。

2. 妇女以经血为用,治病先调经　中医学认为,妇女以"肝"为先天,以阴血为体,以阳气为用;而肝肾同源,精血互生,脾是后天之本、气血生化之源。这个理论与笔者的用针理论恰相吻合。三阴交是三阴经的交会穴,是妇科切脉针灸的重中之重,对调理经血有重要作用,因此常常作为妇科切脉针灸的第一个起始穴。既然脾胃为后天之本,足阳明胃的天枢和腹部穴位气海、关元也理所当然地成为了调经的要穴,经过一番临床验证,效果满意!

3. 妇科治疗应重视任脉的穴位　重视调理妇女的经血,血为阴,正因为任脉有"总任诸阴"和"阴脉之海"的说法,故在治疗妇科疾病时应注重对任脉穴位的应用。足三阴与任脉中极、关元交汇,阴维脉与任脉交会于天突、廉泉,又冲脉与任脉交会于阴交。足三阴经上交于手三阴经,因此任脉联系了所有阴经,任脉通过经络与全身阴脉会于膻中穴,主一身之阴经,凡精、血、津、液都属任脉所司。"任为妇女任养之本,任主胞胎。"只有任脉之气通,才能促使月经的来潮和孕育的正常。临床上,我们常选用各经脉与带脉的交汇穴治疗月经病和不孕症,效果暂时不错,有待继续探究!

妇科病的治疗思路主要在于调整内分泌;调整女性内分泌疾病,大方向在于调整月经,只要月经正常,大部分妇科疾病也会随之好转。调整月经,多选足少阴肾经、足厥阴肝经、冲任脉和阳明经,结合寒热虚实,采用穴位补泻和针刺补泻。

一般来讲,月经提前,多属有火;月经延期,多属血虚;结合是否有痛经和血块,血的颜色,经期的长短来辨寒热虚实,再用上面所述经络进行补泻。如有疼痛,需辨清疼痛时期,如经前痛多属气滞,经期中间痛多属瘀血,经后痛多属气血虚。

临证经验概要:

1. 调经　主要 7 穴:天枢、气海、关元、三阴交、复溜、太溪、照海;经少、经闭:加血海(灸或埋针);经多或崩漏:加隐白(灸)、八髎穴(骶骨八孔);痛经:加承山;少腹痛:加中极、地机、阴陵泉;腰痛:加脐周小四针;阴道和宫颈疼痛:加阴陵泉、中极;腹部胀闷:加中脘、足三里。

2. 子宫肌瘤　需调理冲任带脉。冲任带脉调理 8 穴:中脘、阴都 2 穴、肓俞 2 穴、气海、气旁 2 穴。

3. 腹部肿瘤(如卵巢囊肿、子宫癌等)　3 穴:章门、京门、带脉(章门为脏会;京门为肾经募穴;带脉环腰一周);常配穴:四满、气穴、大巨、水道。

4. 补肾　4 穴:照海、太溪、复溜、三阴交。

一、崩漏

月经非时而下,量多如注,或淋漓不净者称为"崩漏"。其突然大量出血,称为"崩中"。日久淋漓不断则称为"漏下"。两者可互相转化,崩证日久,气血耗伤,渐成漏下;久漏不止,病势日进,可转成崩证,所以临床上常崩漏并称。

此病严重发作时经常出现经血暴下如注,致使气血俱虚,若治疗失当,易致气血厥脱,则病情危重。笔者对此病的危急重症有一个快速见效的妙法,当病人下体流血不止时,马上用艾条灸足太阴脾经的井穴——隐白,可以快速止血,挽救病人生命于危急。

治疗崩漏需本着"急则治其标,缓则治其本"的原则,灵活掌握塞流、澄源、复旧三法。

塞流便是止血。暴崩之际,急当止血防脱,一般采用固气摄血法,除了灸隐白这个特效穴止血外,可加上人中、合谷、百会。

澄源即正本清源,亦是求因治本,乃治疗崩漏的重要阶段。一般用止血法后,待血势稍缓便需根据不同证情辨证论治。血热则选用合谷、曲池、阴陵泉、阳陵泉;肾虚则选用肾俞、照海、命门;脾虚用中脘、上巨虚、足三里、地机、血海;血瘀用太冲、丰隆、阴陵泉。

复旧即固本善后,治法或补肾、或调肝、或扶脾。然清代名家傅青主言:"经水出诸肾。"故总宜益肾固冲任调经。本固血充则经水自调。切脉针灸时可用金针针然谷、照海、复溜、阴谷、气海、关元等。

治崩漏三法不可截然分开,三者相辅相成。临床时应好好把握。

二、闭经

临床上将闭经分为原发性闭经和继发性闭经。前者是指年龄超过 16 岁,第二性征已发育,或年龄超过 14 岁,第二性征尚未发育,且无月经来潮者;后者的定义是指以往曾建立正常月经,但此后因某种病理性原因而月经停闭达 6 个月,或按自身原来月经周期计算停经 3 个周期以上者。临床上以继发性闭经的病人多见。

要准确取穴治疗,首先要分析此病的中医病因病机。中医认为闭经的病因有虚、实之分,虚者主要是经血的生成障碍致胞宫、胞脉空虚,无血可下;实者多为胞宫、胞脉壅塞致经血的运行受阻,或经隧不通,或气血郁滞。虚实可单独为病,也可相兼为病。

临床经验告诉我们,如果不从根本着手,只是使用药物使患者经血来潮,只会使实者更实,虚者更虚。故我们在使用中药填精疏通的同时,也会使用一些相关穴位来加强补益和调理肝气的作用。切脉针灸常常取足厥阴肝经的穴位来调理肝气,并会在此基础上,挑选该经上具有补益阴血的穴位进行重用,如血海、三阴交。当然,填精益髓总少不了足少阴肾经和任脉的功劳,临床常用如照海,关元。另外,我们会根据病人脉象的变化和她们不同的临床症状选用一些穴位的配伍,如脉弦数伴有少腹坚痛加带脉、阴陵泉,腰痛、气上冲、奔豚加气街,脉沉缓或者伴有性欲下降加艾灸至阴穴,经前紧张加中极,腹部胀闷加中脘、足三里。

三、痛经

痛经为妇科常见病,中医在这方面有显著的优势。痛经是指妇女在月经前后或经期出现下腹部疼痛,伴腰骶部疼痛及其他症状,严重者可出现呕吐、面色苍白、手足厥冷等症,甚至影响工作及生活。

造成痛经的中医两大病机分别是"不通则痛"和"不荣则痛"。顾名思义,气血运行不畅,胞宫经血流通受阻,以致"不通则痛";或冲任胞宫失于濡养,"不荣而痛"。这种病理变化的发生与素体因素及经期、经期前后特殊的生理环境有关。非行经期间,冲任气血平和,致病因素不能引起冲任、胞宫瘀滞或不足,故不发生疼痛,而在经期或经期前后,血海由满盈而泻溢,胞宫气血由气盛血旺至经后暂虚,气血变化急骤,致病因素乘时而作,引发痛经。

　　妇女以经血为用,月经正常就是妇女正常的标志。临床上,调理女性的月经,一定要根据女性的生理周期变化进行调理。行经期为重阳必阴的时期,活血调经为大法,达到去旧生新的目的,常用穴位有气海、中极、太冲,并加上痛经特效穴承山行气止痛。倘若痛楚症状明显,则加用阴陵泉、天枢、地机。经后期为阴长阳消的时期,故应蓄养阴精,从滋肾阴着手,常用穴位有三阴交、血海、复溜、太溪。经间期为重阴必阳,排出卵子的重要时期,以调和阴阳、活血行气为法,常用内关、三阴交、气海、素髎。而经前期为阳长阴消的时期,阳长有助于下一阶段向阴的转化,临床常常阴阳共补,互相化生,常用肾俞(加灸)、中脘、三阴交、血海、照海、复溜。这样顺应自然,天人合一,取得的效果自然事半功倍。

四、妇科肿瘤

　　女性生殖系统肿瘤是妇女特有的疾病,其发病率有逐渐上升的趋势。这类疾病往往会大大影响到妇女的生活质量,尤其是恶性肿瘤,甚至会危及病人的生命。此病属于中医"癥瘕"的范畴。中医认为"癥瘕"多因脏腑不和,气机阻滞,瘀血内停,气聚为瘕,血结为癥。临床以气滞、血瘀、痰湿及毒热为多见。

　　在治疗妇科肿瘤时,辨证的同时注重调心及化瘀祛痰。很多女性都会谈"瘤"色变。因此,个性脆弱敏感,多思善虑,悲观自责是妇科肿瘤病人的主要心理因素。患病后的病理转归也因此变得相对复杂,气机失调,肝气郁结可致肝郁气滞;多思多虑,损伤脾气,肝气郁结横逆犯脾可导致肝郁脾虚;脾气虚弱,运化失司,气血生成障碍以致心血不足则形成心脾两虚之证。所以,调整妇科肿瘤病人的抑郁情绪成了治疗的一大重点。临床上,除了多用疏肝解郁的药物之外,可在"切脉针灸"时,选用太冲、曲泉、章门、期门等穴位,调畅气机,疏肝解郁。当然,心病还需心药医,医护人员最重要的是给予病人足够的支持和安慰,让她们振作起来,与病魔抗战到底!

　　另外,保护胃气贯穿妇科肿瘤治疗的始终。无论发生在消化系统或以外的肿瘤均可直接或间接损害脾胃消化功能,导致纳差,腹胀,呕吐,腹泻,或便秘等。胃气差,直接影响到水谷精微的吸收,使正气益虚。同时,也会影响到中药的运化吸收,降低中药疗效。同时胃气差有碍体内瘀血水湿等病理产物从大便的排出。临床时,调理脾胃除服用中药以外,还可以在"切脉针灸"时选用中脘、下脘、气海、关元、地机等穴位!

肿瘤是目前医学上的难关,我们只有不断尝试,为开创新出路而努力着!

第十节　对于中医辨证论治的认识

辨证是诊断,论治是治疗。辨证论治以脏腑学说为基础,加上经络的辨证,灵活运用其他的辨证。证与症状不同,是一种病态功能态,就是机体在病因的作用下,整体反应的特征,整体与周围环境之间、脏腑经络之间,细胞之间,细胞与体液之间相互关系混乱的表现;怎样将病态功能态转化为正常功能态,这就要通过辨证论治。辨证是复杂的,但是是有规律可行的。如病因辨证包括六淫、七情、不内外因,病机辨证包括阴阳、表里、寒热、虚实、气血等方面。

辨证举例:《伤寒论》六条足经的运用,太阳、阳明、少阳用于外感杂病;温病是手部六经的运用,具体为三焦辨证、卫气营血辨证,补充了《伤寒论》的不足,特别是病毒感染,需要运用温病理论辨证;杂病很多是气化病,属于功能性的疾病,有通治法,以八纲为法;实质性的病变,就是器质性,辨病位、病性、病名,对病的特殊治法,如须有对病对症的辨病与辨证相结合,有专病专方的出现。

针灸方面:《千金方》中含有大量的针灸处方;《脉经》是切脉的应用;《脾胃论》的运用,在疑难、慢性病中很重用,纳差就应先调整脾胃以先实其后天。张元素在《珍珠囊》中第一次把脏腑标本寒热虚实用药用表格表示出来,体现了经络的运用。刘元素强调火与热邪,运用辛凉泻药、寒凉药物,是寒凉派祖先,但是火热不是通治,也有运用温热;张子和为攻下派的代表;朱丹溪、张景岳等各有所长。朱丹溪强调主滋阴,如鼻咽癌放疗后应滋阴。王清任的血瘀派,其代表作《医林改错》,其中的血府逐瘀汤临床疗效显著。

附1:中医的十大辨证

1. 八纲辨证　即阴阳、表里、寒热、虚实的辨证。有医家加上气血辨证,称作十纲辨证。

2. 脏腑辨证　辨清五脏六腑的异常,找出病变的脏腑治疗。

3. 对症辨证　例如止痛、止咳、止喘、消肿、通便、退热、降压等用特效穴、特效药、特效方的治疗。

部位辨证:根据病痛在人体的有关部位,例如外伤、各种关节炎等进行针灸和中药治疗。

4. 经络辨证　找出异常的经络进行治疗,如十二经络、奇经八脉、络脉。

5. 三焦辨证、卫气营血辨证　把人体及脏腑分为表、中、里和上、中、下三层次及卫气营血找出异常进行治疗。

6. 病因辨证　根据中医内因(七情)、外因(六淫)、不内外因及西医病毒细菌等病因进行治疗。

7. 病机辨证　根据中医痰瘀湿毒等病机进行治疗。

8. 疾病辨证　根据中医、西医疾病名称类别进行治疗(如胃炎、肾炎、冠心病、糖尿病、肝癌、肺癌、胰腺癌)。

9. 西医检查化验辨证　根据 X 线片、CT、MRI、心电图、脑电图、血液化验、血压高低、基因检验结果进行治疗。

10. 穴位辨证　根据穴位因机体病痛所出现的不同反应(如压痛、色素、斑点、静脉曲张等)进行治疗。

在学习研究切脉针灸治病过程中体会到,当开始只应用中医的对症辨证、部位辨证时可止痛(如头痛、四肢关节痛、腰腿痛、胃痛、腹痛等)。当掌握了八纲辨证、脏腑辨证、经络辨证,即可治疗内科病(如胃肠炎、肝炎、胆结石、腹泻、便秘、中风、高血压、糖尿病);如再进一步学习应用中医病因辨证、病机辨证、疾病辨证后,治疗疑难杂症(如冠心病、类风湿关节炎、尿毒症、截瘫、脊椎空洞症、脑炎、痴呆)的疗效也比较显著,很多晚期癌症病人也缓解了症状、延长了生命。当钻研了西医化验、检查的中医辨证以后,晚期内脏癌症(如胰腺癌、肝癌、肺癌)癌块缩小、消失,恢复健康的病人也越来越多,给切脉针灸配合中草药攻克癌症提供了希望和信心。

附 2:病案 15 则选录

以下医案是近几年笔者在广东省中医院门诊切脉针灸治病带教弟子的临床记录。

病案 1(甲状腺功能亢进突眼)

初诊日期:10 月 22 日。

何某,女,45 岁。甲状腺功能亢进后突眼,视力下降,左 0.5,右 0.2,动眼神经麻痹。舌黯淡,苔薄白,脉弦细。

切脉针灸取穴:

（金针）四神聪、人迎、扶突、肩井、攒竹、太阳、迎香、气海、中脘、天枢、梁门、气海外 2 寸、曲池、合谷、阳陵泉、足三里、上巨虚、太冲、光明。

二诊：10 月 23 日，症状明显好转，视力好转，复视好转，脉弦数。

切脉针灸取穴：

（银针）四神聪、耳升压点、太阳、丝竹空、攒竹、迎香、人迎、扶突、气海、天枢、中脘、气海外 2 寸、尺泽（右）、内关（右）、阳陵泉、足三里、阴陵泉、光明。

处方：决明子 15g，枸杞子 15g，菊花 10g，远志 10g，合欢花 10g，酸枣仁 10g，夜交藤 10g，瓜蒌皮 10g，石菖蒲 10g，鹿衔草 10g，陈皮 10g，党参 10g，黄芪 10g。

三诊：10 月 27 日，突眼恢复，复视消失，视力明显好转。

切脉针灸取穴：

（金针）四神聪、太阳、攒竹、迎香、人迎、扶突、肩井、翳风、耳外目、耳升压点、合谷、阳池、止呕、天鼎、中脘、梁门、上脘、下脘、气海、关元、天枢、气海外 2 寸、光明。

（银针）阳陵泉、足三里、阴陵泉。

按：患者主要为头面部阳气不足，气血不畅，以四神聪发动全身阳气，眼睛局部穴位治疗眼疾，配以光明，同时调整阳气运动，梳理气血运行。

病案 2（耳鸣）

初诊日期：10 月 15 日。

王某，男性，46 岁。现右耳鸣，腰痛，尿素高，血脂高，舌黯红，少苔，脉弦细浮。

切脉针灸取穴：

（金针）脐四针、章门、京门、带脉、中脘、气海、天枢、听宫（左）、外关（左）、阴陵泉、照海、复溜、交信、三阴交、耳神门、印堂。

二诊：10 月 16 日，耳鸣好转。

切脉针灸取穴：

（银针）人迎、肩井、迎香、听宫、中脘、太仓、天枢、肓俞、气海、外关、合谷、脐四针、阴陵泉、阳陵泉、足三里、照海、复溜、交信、三阴交。

三诊：10 月 18 日，脉弦。

切脉针灸取穴：

（金针）中脘、太仓、肓俞、巨阙、气海 3、照海、三阴交、复溜、交信、阴陵泉、人迎、扶突、外关。

左侧:听宫、翳风、阳池、合谷、日月。

按:听宫、外关为治疗耳鸣耳聋的特效穴,交信交通奇经八脉把奇经气血调到肾经,补肾经气血,耳属肾经,宜调肾经。脐四针及章门、京门、带脉疏通腰部及腰腹部气血,对腰椎病变有特效作用。五官病变,与五脏有关用阴陵泉,与六腑有关者用阳陵泉,一般可两者都用。

病案 3(糖尿病并跟骨骨质增生)

初诊日期:10 月 13 日。

杨某,男性,78 岁。右脚跟骨质增生,右脚跟疼痛,既往糖尿病史。脉弦,尺脉弱,胃气较散。

切脉针灸取穴:

(金针)肓俞、中脘、阴都、气海、气旁、太仓、照海、太溪、复溜、交信、三阴交、阴陵泉、肝肾三穴、章门、京门、带脉、地机、水泉。

处方:熟地 10g,生地 15g,山萸肉 10g,山药 30g,丹皮 10g,泽泻 10g,茯苓 10g,木瓜 10g,牛膝 10g,黄芪 30g,葛根 10g,玄参 30g,苍术 30g,陈皮 10g,五味子 10g,丹参 15g,川断 10g。

外用:白术 100g 米醋调后局敷,可止痛消骨刺。

二诊:10 月 14 日,脚跟痛较前稍好转,走路较前方便,人迎脉弱,寸口脉沉取无力。

切脉针灸取穴:

(金针)肓俞、中脘、阴都、气海、气旁、关元、气穴、太仓左、天枢、大横、气海外 2 寸、气海外 4 寸、水道、照海、太溪、复溜、交信、三阴交、阳陵泉、上巨虚、足三里、太冲、阴陵泉。

(银针)人迎、扶突、太仓(右)、合谷、曲池、迎香。

(金针)地机、章门、京门、带脉。

三诊:10 月 20 日,血糖稳定,右脚疼痛明显减轻,舌脉同前。

切脉针灸取穴:

(金针)右侧:肓俞、阴都、气旁、幽门、内关、章门、京门、带脉、阴陵泉、地机、复溜、交信、三阴交、照海。

(银针)太仓、天枢、气海外 2 寸、乳根、大横、气海外 4 寸、太仓外 2 寸、阴陵泉、阳陵泉、足三里、上巨虚、下巨虚、太冲。

处方:原方加海螵蛸 15g,益智仁 15g。

按:太仓为胃经通肝的要穴,同时也是肝胆的交汇点;地机、太白为糖尿病特效穴,太白一般用灸法,山药 30g、苍术 30g、北芪 30g、玄参 30g 可缓解糖尿病症状,有效降糖,为糖尿病特效方剂。

病案 4(颈椎病)

初诊日期:4 月 10 日。

吕某,女性,33 岁。头晕头痛 2 年余,现伴有现颈肩部僵直,俯仰困难,活动后明显。纳眠欠佳,长期便秘,3~5 日一行。舌淡黯、苔白微腻,脉弦细。人迎脉、太溪脉较弱。曾在外院做了系统检查确诊为颈椎病。检查:转颈试验(+),余无特殊。诊断:颈椎病(气虚血瘀)。

切脉针灸取穴:

(金针)腹大四针(天枢,中脘,气海)、印堂、翳风、肩井、照海、列缺、昆仑、申脉、绝骨、阳池、触诊局部取穴。

处方:麻仁丸加番泻叶。

二诊:4 月 13 日,患者头晕减轻,无头痛,便秘好转,感口干,人迎脉较前有力,余同前。

切脉针灸取穴:

(金针)外金津玉液、天突、肓俞、气海、气旁、中脘、内关、复溜、照海、然谷、触诊局部取穴。

三诊:4 月 17 日,患者头颈部稍僵硬,但较前明显好转,仍头晕,无其他不适,舌淡黯、苔白,脉弦细。人迎脉、太溪脉均较前有力。

切脉针灸取穴:

(金针)昆仑、绝骨、风府、风池、大椎、肩井、翳风、阳池、合谷、命门、志室、太溪、照海、触诊局部取穴。

四诊:4 月 20 日,患者仍感头颈部稍僵硬,无头晕。余同前。

切脉针灸取穴:

(金针)触诊局部取穴、肩井、翳风、太渊、列缺、昆仑、太溪。

针后头颈部无明显不适。

按:颈椎病治疗要找原因,不能仅从颈椎考虑,要考虑造成头晕、头痛、颈肩部僵直的根本原因是什么?除了整体上的气虚血瘀之外,局部肌腱、筋经的不平衡亦是主要的病因。治疗上整体调理气血,局部可以通过触摸椎体两侧肌腱松紧来判断和指导补泻,一般来说,较紧的一侧泻,较松的一侧补。另外,患者长期便秘,是气机不畅的一种表现,首先治疗便秘也是通调脏腑的重要方法。颈椎病治疗思路应该是整体调理气血＋局部取穴。颈椎病取穴:局部取穴(风池、风府、肩井、大椎及触诊取穴)加太渊、列缺、昆仑、太溪、照海、绝骨。

切脉针灸是中医学的组成部分,其治疗思想亦如中医学一样是整体观,治疗不完全是针对病,更重要的是针对人,将人体看做一个整体,通过切脉针灸调节人的阴阳平衡,因此对各类疑难杂症均有一定的疗效,而且对亚健康的干预调理亦有很好的效果。切脉针灸时可借助打针器快速进针,几乎无痛,以脉象向好的方向改变为得气指标,不强求酸麻胀的手法得气,让患者舒舒服服治病,扩大针灸人群,即使是怕针的敏感型患者也很欢迎。切脉针灸取穴可解决针灸疲劳现象,次次有效,大大提高治疗疑难杂症的疗效;治疗过程中通过切脉还可以动态地观察针灸临床变化,对患者病情的转变心中有数,指导进一步治疗。

病案5(面瘫)

初诊日期:7月24日。

吴某,女,26岁。右侧面瘫2天,口眼㖞斜,右侧面部麻木阻塞感。间有头晕、头痛,无肢体乏力及偏瘫。舌质淡、苔薄白,脉细。右侧人迎脉弱。检查:口眼向左㖞斜,右眼不能闭合,鼓腮右边漏气,右鼻唇沟变浅,右额纹消失。诊断:面神经炎(气虚风邪入络)。治法:患侧补,健侧泻。

切脉针灸取穴:

(金针)百会、四神聪、人迎、扶突、肩井、中脘、肓俞、天枢、气海、气旁、三阴交、复溜、太溪、照海(右侧:阳白、太阳、迎香、攒竹、颊车、下关、地仓、翳风、曲池、内关、合谷、阳陵泉、足三里、阴陵泉)。

(银针)左侧:阳白、太阳、迎香、攒竹、颊车、下关、地仓、翳风、曲池、内关、合谷、阳陵泉、三里、阴陵泉。

中药处方:牵正散加减:白附子10g,全蝎6g,蜈蚣2条,僵蚕10g,五爪龙20g,黄芪15g,白术30g,云苓20g,益母草20g,防风10g,当归10g,地龙干10g。

二诊:7月26日,患者自觉针灸后患处有热感,夜间觉初步控制,未再加重,余同前。

切脉针灸取穴:

(金针)百会、四神聪、人迎、扶突、肩井、中脘、肓俞、天枢、气海、三阴交、复溜、太溪、照海(右侧:阳白、太阳、迎香、攒竹、颊车、下关、地仓、翳风、曲池、内关、合谷、阳陵泉、足三里、阴陵泉、太冲)。

(银针)左侧:阳白、太阳、迎香、攒竹、颊车、下关、地仓、翳风、曲池、内关、合谷、阳陵泉、足三里、阴陵泉、太冲。

中药处方:同前。

三诊:7月28日,切脉针灸取穴:

(金针)百会、四神聪、人迎、扶突、肩井、中脘、阴都、肓俞、天枢、气海、气旁、三阴交、复溜、太溪、照海(右侧:阳白、太阳、迎香、攒竹、颊车、下关、地仓、翳风、曲池、合谷、阳陵泉、足三里、阴陵泉、太冲)。

(银针)左侧:阳白、太阳、迎香、攒竹、颊车、下关、地仓、翳风、曲池、合谷、阳陵泉、足三里、阴陵泉、太冲。

经治疗后患者无头晕、头痛,右侧面部麻木阻塞感消失,右侧面部肌肉基本恢复自由运动。舌淡红、苔薄白,脉细。两侧人迎脉基本对称。口眼无㖞斜,右眼可以闭合不留缝,鼓腮右边少许漏气,右鼻唇基本好转,右额纹恢复正常。诉治疗过程发现自己变苗条,体重减了5kg。治疗效果明显。

按:面瘫病人因气虚风邪入络,造成最主要病理状况是左右不平衡。切脉针灸的目的是调整全身气血经脉运行,通过补患侧、泻健侧,使左右平衡,从而达到治疗目的,不是单纯治疗局部病症。故患者恢复得比用其他治疗方法快,同时通过机体自身的调节而达到无意中减肥的效果。切脉针灸可以疏通全身经络脏腑,改善血液循环,调节内分泌及神经系统,以达到提高免疫力、恢复健康的目的。

病案6(心律失常)

初诊日期:6月30日。

黎某,女,60岁。反复心悸1年,心电图检查提示阵发性心房扑动、室上性心动过速。长期服西药控制心律,觉疲倦纳眠差,间有胸闷,无胸痛彻背,无汗出肢冷。舌淡黯、苔白,脉促。尺脉、太溪脉、跗阳脉弱。检查:心率80~100次/分,律欠齐,未闻及杂音。心电图检查提示阵发性心房扑动、室上性心动过速。诊断:心律失常:阵发性心房扑动、室上性心动过速(气虚血瘀)。

切脉针灸取穴:

(金针)肓俞、中脘、阴都、心四针(膻中、天池、乳根、膺窗)、内关、人迎、扶突、右耳穴(心)、气穴、印堂、内关、太渊、外关、郄门、神门、阴郄、太溪、照海、三阴交、阴陵泉、足三里、上巨虚、下巨虚、阳陵泉。

二诊:7月2日,患者自觉纳眠均有好转,余症同前。

切脉针灸取穴:

(金针)肓俞、上脘、阴都、中脘、商曲、人迎、扶突、太渊、内关、曲池、通里

(左)、迎香、攒竹、天突、照海、太溪、三阴交、天枢、心四针。

(银针)水道、阳陵泉、阴陵泉、足三里、印堂、右耳穴(心)。

三诊:7月9日,切脉针灸取穴:

(金针)肓俞、中脘、气海、气旁、关元、人迎、扶突、攒竹、心四针、内关、照海、太溪、复溜、三阴交、阴陵泉、大陵、神门、郄门、合谷。

(银针)足三里、阳陵泉、天枢。

四诊:7月14日,切脉针灸取穴:

(金针)中脘、阴都、梁门、心四针、气海、气旁、血海、阴陵泉、照海、太溪、人迎、扶突、肩井、耳穴(心)、太渊、三阳络、支沟(右)、内关、曲池、左上臂外侧肌肉结节处打针(局部取穴)。

五诊:7月16日,切脉针灸取穴:

(金针)人迎、扶突、肩井、心四针、内关(左)、曲池(左)、左上臂外侧肌肉结节处打针(局部取穴)、中脘、阴都、梁门、太仓、气海、关元、天枢、迎香、攒竹、照海、太溪、阴陵泉、阳陵泉、足三里、耳穴(心)。

患者心悸明显减轻,针灸期间停止西药,心律保持稳定,未有明显不适。

按:患者年老体衰,正气亏虚,气虚不能推动血行,瘀血内阻,心失所养,故见心悸。治疗上最重要的是补气,气为血帅,气行则血行。

病案7(突发性耳聋)

初诊日期:6月5日。

刘某,女,26岁。全麻下行胃镜检查后,出现突发性右耳聋,听力下降明显,耳鸣耳塞,伴有头晕,纳眠一般,二便调,舌淡、苔薄白,脉细。曾在西医院治疗,效果不佳来诊。

切脉针灸取穴:

(银针)肓俞、天枢(右侧:听宫、三阳络)、人迎、扶突、肩井。

(金针)(右侧:听会、耳门、合谷、曲池)、(左侧:听会、听宫、耳门)、足三里、阳陵泉、阴陵泉、上巨虚、照海、太溪、三阴交。

复诊:患者耳鸣轻,听力恢复正常,复查电测听右耳听力基本正常。

切脉针灸取穴:

(金针)肓俞、气海、气旁、照海、太溪、复溜、三阴交、阴陵泉、(右侧:听宫、下关、颧髎、颊车、地仓、丝竹空、迎香)、梁门、外关(右)、内关(左)。

患者针灸六次过后,听力恢复正常,无耳鸣耳塞等症状,巩固治疗。图3-2和图3-3为患者治疗前后电测听对照。

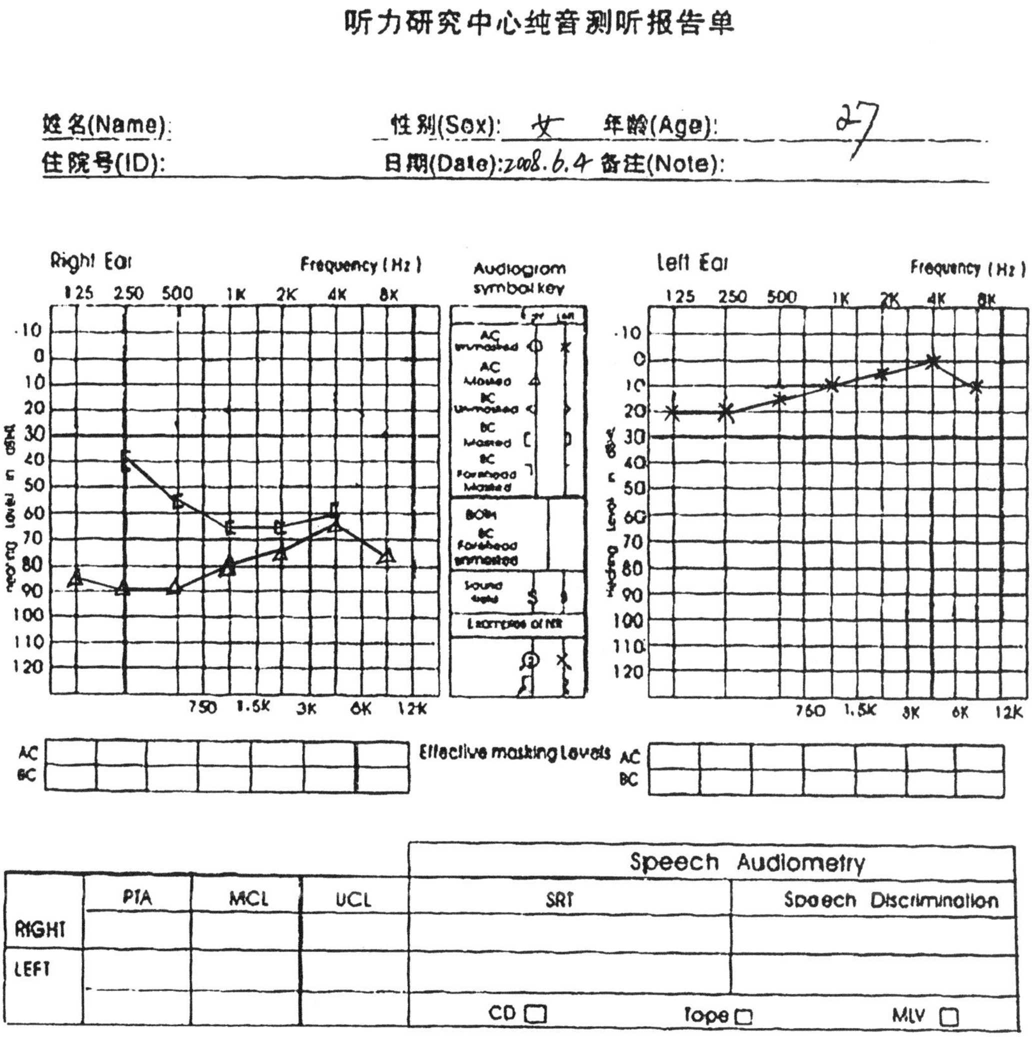

听力研究中心纯音测听报告单

姓名(Name):　　性别(Sex): 女　　年龄(Age): 27

住院号(ID):　　日期(Date): 2008.6.4　备注(Note):

				Speech Audiometry	
	PTA	MCL	UCL	SRT	Speech Discrimination
RIGHT					
LEFT					
				CD □　Tape □	MLV □

图 3-2　治疗前听力检查

听力研究中心纯音测听报告单

姓名(Name)：　　　　　　性别(Sox)：　　年齢(Age)：
住院号(ID)：　　　　　　日期(Date)：　　备注(Note)：

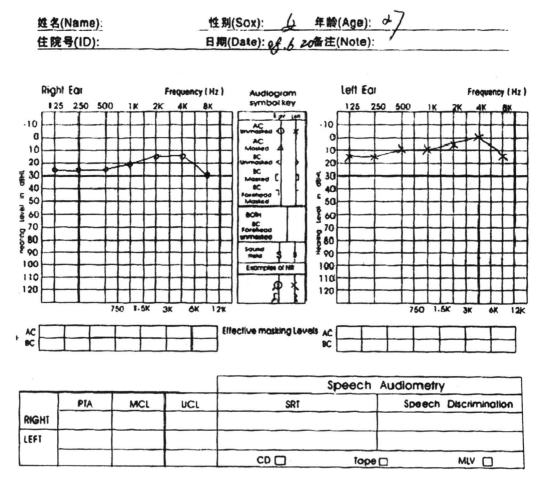

图 3-3　治疗后听力检查

按:此患者当辨为上气不足,治疗上以补益气血为治则,针灸用金针补、银针泻。阳明经为阳中之阳,有补有泻,取足三里、阳陵泉、上巨虚为补,取天枢、人迎、扶突等为泻。阴经亦有虚,取阴陵泉、三阴交补阴经之虚,阳陵泉为治疗五官疾病的要穴,肩井可调节头面及颈部的气血,而攒竹、听宫、耳门、听会、合谷、曲池则为治疗五官病症的特效穴。因肾主耳,耳为肾之窍,肾精亏损,耳窍失于濡养,可致耳鸣耳聋,故取照海、太溪等穴位。

病案 8(瘰疬)

初诊日期:7 月 2 日。

陈某,女,53 岁。发现左侧锁骨上窝淋巴结肿大 2 个月,外院确诊左侧锁骨上窝淋巴结结核,溃破后不收口,流黄水,疼痛,外院西医专家认为至少要 3 个月才能收口,服用抗结核药效果不佳。舌质淡、苔白,脉细弱。人迎脉较弱。检查:左侧锁骨上窝淋巴结肿大,溃破口流黄水不止。诊断:瘰疬(气虚不摄,气滞痰凝)。

切脉针灸取穴:

(金针)人迎、曲池、合谷、外关、排针奇穴(左手阳明经上,从曲池往上间隔 1~2 寸取 1 穴,共 4 针或 5 针)、天枢、中脘、气海、照海、太溪、复溜、三阴交、阴陵泉、阳陵泉、足三里。

二诊:7 月 7 日,患者疼痛减轻,溃破口流水减少,精神纳眠均有好转。

切脉针灸取穴:

(金针)天枢、外陵、阳陵泉、足三里、上巨虚、人迎、扶突、中脘、梁门、梁丘;左侧:曲池、合谷、外关、排针奇穴(手阳明经上,从曲池往上间隔 1~2 寸取 1 穴,共 4 针或 5 针)。

三诊:7 月 11 日,切脉针灸取穴:

(金针)左侧:梁门、天枢、外陵、气海、人迎、扶突、肩井、缺盆、攒竹;右侧:阳陵泉、足三里、上巨虚、下巨虚、阴陵泉、照海、复溜。

(银针)右侧:梁门、天枢、外陵、人迎、扶突;左侧:阳陵泉、足三里。

四诊:7 月 17 日,伤口停止流水,开始结痂,变小,无疼痛,无痒等不适感觉。

切脉针灸取穴:

(金针)人迎、扶突、肩井、迎香、缺盆(左);左侧:曲池、合谷、外关排针奇穴(手阳明经上,从曲池往上间隔 1~2 寸取 1 穴,共 4 针或 5 针)、天枢、梁门、外陵、照海、太溪、复溜、三阴交、阳陵泉、足三里、上巨虚。

五诊:7月22日,溃疡处干结收口,无疼痛酸痒等症状,人迎脉较前有力,要求针灸整体调理。

切脉针灸取穴:

(金针)伤口处前后各1针;左侧:内关、曲池＋奇穴、阳陵泉、足三里、上巨虚、中脘、天枢、气海、人迎、扶突。

按:本病患者正气亏虚,气滞痰凝,郁而成结。治疗上应补虚理气,化痰软坚散结。注意结合部位辨证,因为是手阳明经循行路线,故选用手阳明经上排针奇穴能取得良好效果。一般来说,疑难杂症选择奇穴往往能获得奇效。

病案9(呆证)

初诊日期:10月12日。

张某,女,58岁。缄默、健忘半年余。约于1年前出现腹痛泄泻,经治疗1个月后症状消失,体重减轻4kg,但家人发现患者逐渐变得沉默寡言,记忆力差,对亲人渐淡漠,不关心,睡眠差,偶有外出不识回家,于半年前经过头颅MRI检查,发现大脑多发性脑梗死、脑萎缩,血糖正常。服用都可喜等治疗未效,而来针灸科治疗。无高血压、精神病史,无服食镇静剂史,不饮酒。体格检查及实验室检查:神志清醒、表情淡漠,反应迟钝,计算力差,3次未能准确计算"100-7"的结果,不知所出何地,只记得家住某一街道、不知具体门牌号码,四肢活动自如,但动作缓慢,难以胜任家务劳动,不能阅读,胃纳少,大便溏,小便多,睡眠差,畏冷,舌淡、苔白,脉细。中医诊断:呆证(脾肾亏虚,血瘀气滞)。西医诊断:血管性痴呆。

切脉针灸取穴:

金针:内关、足三里、百会、三阴交、肾俞、印堂。

第一次针灸治疗时,情绪紧张、惊恐、不能配合,需要她的先生在旁边安抚。

二诊:10月19日,患者先生诉说夜间睡眠较前好,但余症改善不明显。

切脉针灸取穴:仍然遵前法,并加耳针治疗,取神门、心、肾、脾。以磁珠贴,胶布固定。治疗3次。

三诊:10月26日,睡眠好转,偶有主动言语,但未能与人正常交谈,表情淡漠,四肢厥冷,胃纳一般,舌淡黯,脉细。

切脉针灸取穴:加风池,温针灸足三里。按此方法,连续治疗5天。

四诊:10月29日,睡眠好转,胃纳改善,表情较兴奋,偶有与家人交谈,但只能涉及非常简单内容,记忆力差,计算力差。舌淡红、苔白,脉细。

切脉针灸取穴:取四神聪、内关、足三里、三阴交、风池,配合丹参注射液2ml穴位注射双侧肾俞、膀胱俞(交替)。

按前方法治疗20次后,记忆力好转,并能阅读报纸,能与家人谈论简单事情,计算力渐见好转,定向力也见改善,能记得家庭地址,外出能独立回家。按此方法,每2天治疗1次,巩固治疗。3个月后终止治疗,观察年余,病情稳定。

按:该病治法以滋补脾肾,行气活血为主。内关直刺,平补平泻,重在调理气机,足三里补法,百会顺督脉方向进针,与印堂连通,选连续波,通电30分钟。三阴交、肾俞补法。本病病程较长,难于一次见效,二诊之后加耳针以加强滋补脾肾之力。三诊考虑脾肾亏虚兼血滞,加用温针灸以温通血滞。四诊加四神聪等以通督脉,调补先后天,益脑充髓,故能见效。

病案10(红皮病)

初诊日期:4月18日。

余某,女,33岁。全身皮肤粗糙、蜕皮、瘙痒10余年,脱屑,瘙痒,挠后流黄水,以脸部、上肢、腹部为甚,口干。行相关检查确诊为红皮病。舌红苔黄燥,脉细滑。人迎脉急。检查:全身皮肤粗糙、脱屑、流黄水,以脸部、上肢、腹部为甚。余无特殊。诊断:红皮病(气虚)。治则:补肺固卫,调理气血。

切脉针灸取穴:

(金针)人迎、扶突、翳风、肩井;右侧:攒竹、肓俞、气穴、阴都、梁门、曲池、血海、合谷、足三里、三阴交、照海、太溪、阳池。

中药处方:麻黄3g,桂枝10g,白芍6g,甘草6g,黄芪10g,白术10g,防风10g,丝瓜络10g,路路通10g,桑叶10g,乳香6g,没药6g。

4月20日二诊,切脉针灸取穴:

(金针)腹四针(天枢、中脘、气海)、中府、云门、膻中、人迎、扶突、迎香、攒竹、曲池、阳池、合谷、外劳宫、太渊、血海、梁丘、足三里、阳陵泉、阴陵泉、照海、太溪、气海、脐四针。

4月25日三诊,患者全身皮肤瘙痒减轻,流黄水量少,仍口干。舌红苔黄,脉细滑。

切脉针灸取穴:

(金针)肓俞、天枢、人迎、扶突、肩井、关元、气穴、水道、章门、京门、带脉、颊车、太阳、下关、尺泽、合谷、血海、足三里、三阴交、照海。

中药处方:原方加益母草30g加强养血活血。

5月4日四诊,切脉针灸取穴:

（金针）曲池、血海、人迎、扶突、天突、攒竹、迎香、太阳、下关、颊车、地仓、天枢、中脘、气海、合谷、外关、照海、太溪、阴陵泉、足三里。

经治疗后患者皮肤颜色变淡，脱屑减少，瘙痒明显减轻，流黄水量少，无口干，舌稍红苔黄，脉细滑。人迎脉较前和缓。

本病病机是肺燥兼脾有湿热，故治宜润肺清热祛湿，但在燥湿的同时，又会加重肺燥情况，在润肺的同时，又会使脾胃滋腻，使湿热难除。面对此矛盾，需很好地运用中医的辨证论治，配合中药治疗，可取得较好效果。

按：肺主皮毛，红皮病与肺气虚有关，肺卫不固，故流黄水不止。肺朝百脉，故调理肺气亦要考虑调理血运。调理气血是治疗本病的关键。《灵枢》曰："小针之要，易陈而难入，粗守形，上守神……粗守关，上守机。"意为针灸的要领，理法陈述容易，而实践精深却难，粗工拘于针法的形表，上工以调神为要，粗工治在穴，上工却治在气机。通过切脉了解患者脏腑和经络的病变，辨证论治，以达到调理气机，恢复健康。切脉针灸可以疏通全身经络脏腑，改善血液循环，调节内分泌及神经系统，以达到提高免疫力、恢复健康的目的。

医案 11（产后抑郁并痛经）

初诊日期：6 月 30 日。

周某，女，35 岁。产后 5 年抑郁，经期紊乱，痛经，时有经前感冒。善太息，双下肢怕冷，精神疲倦，纳眠差。舌淡红、苔薄白，脉细。人迎脉实，太溪脉弱。检查：精神疲倦，腹软，下腹部轻压痛。余无特殊。诊断：郁证（肝郁气滞血瘀）。治法：舒肝解郁，活血通络。

切脉针灸取穴：

（金针）天枢、肓俞、气海、气旁、外陵、照海、三阴交、曲泉、阳陵泉、足三里。

（银针）中脘、梁门、人迎、扶突、迎香、太阳、肩井、三阳络。

中药处方：当归 20g，川芎 10g，桃仁 10g，干姜 5g，甘草 5g，益母草 15g，丹皮 10g，柴胡 10g，乳香 5g，山楂 10g，蒲黄 10g，五灵脂 10g，小茴香 10g，地鳖虫 10g。

二诊：7 月 11 日，患者精神好转，胃纳好转，眠欠，诉来月经但无经痛，也无感冒情况出现。双下肢仍怕冷。治疗上加强调理气血。

切脉针灸取穴：

（金针）人迎、扶突、肩井、迎香、中脘、天枢、气海、关元、气旁、照海、太溪、复溜、三阴交、阳陵泉、足三里、阴陵泉、外陵、水道。

中药处方：去活血之蒲黄、五灵脂，加肉桂、阿胶补肾养血。当归 20g，川芎 10g,桃仁 10g,干姜 5g,甘草 5g,益母草 15g,丹皮 10g,柴胡 10g,乳香 5g,山楂 10g,肉桂 5g,阿胶 10g(烊服),小茴香 10g,地鳖虫 10g,郁金 10g。

三诊:7 月 14 日,切脉针灸取穴:

(金针)天突、攒竹、巨阙、中脘、天枢、气海、气旁、关元、气穴、阳陵泉、足三里、阴陵泉、照海、太溪、复溜、三阴交、人迎、内关、梁门、神门、左耳穴(心)。

四诊:7 月 15 日,患者左侧头痛,精神抑郁有所反复,治疗上加强理气解郁。

切脉针灸取穴:

(金针)肓俞、天枢、气海、气旁、外陵、关元、水道、照海、太溪、复溜、三阴交、阴陵泉、阳陵泉、足三里、上巨虚。

(银针)人迎、扶突、肩井、迎香、印堂、合谷、外关。

五诊:7 月 18 日,切脉针灸取穴:

(金针)人迎、扶突、天枢、梁门、外陵、内关、曲池、合谷(左侧:章门、京门、带脉、阳陵泉、足三里、上巨虚、照海、三阴交)。

六诊:7 月 22 日,切脉针灸取穴:

(金针)人迎、扶突、肩井、中脘、气海、天枢、关元、内关、曲池、阳陵泉、足三里、照海、复溜、阴陵泉、气旁。

患者精神好转,胃纳好转,眠欠佳,无经痛,双下肢怕冷情况较前好转,敢穿裙子来就诊。舌淡红、苔薄白,脉弦细。人迎脉缓和。太溪脉较前有力。治疗上继续调理气血。

按:本病患者精神抑郁,月经经期紊乱,痛经,时有经前感冒,其实质是内分泌系统问题。调整女性内分泌疾病,主要是调整月经,只要月经正常,各种疾病都会随之好转;调整月经,多选足少阴肾经,足厥阴肝经,冲任脉等。常用冲任带脉的调理八穴为:中脘、阴都 2、肓俞 2、气海、气旁 2;补肾四穴为:照海、太溪、复溜、三阴交。一般来讲,月经提前,多属有火;月经延期,多属血虚;结合是否有痛经和血块,血的颜色,经期的长短来辨寒热虚实,再用上面所述经络进行补泻。如有疼痛,要考虑:经前痛——气滞;经期中间痛——瘀血;经后痛——气血虚;如月经量多,可灸隐白;量少,可针血海。

医案 12(面部黄褐斑)

初诊日期:9 月 25 日。

王某,女,37 岁。以"脸部长黄褐斑 2 个月"为主诉就诊。缘患者暑假外出海边旅游,虽涂了防晒霜却无效,回来后脸部黄褐斑严重,自觉苍老了许多,用了各种护肤品及美容治疗无效,由朋友介绍来就诊。追问病史,余无明显不适,既往子宫切除史。舌淡黯、苔白,脉沉细。趺阳脉、太溪脉相对较弱。查体:额部、双侧面颊多发片状黄褐斑。中医诊断:蝴蝶斑(气虚血瘀)。西医诊断:黄褐斑。治则:补肾健脾,活血祛斑。

切脉针灸取穴:

(金针)百会、攒竹、眉冲、太阳、迎香、颊车、承浆、肓俞、中脘、阴都、关元、气海、照海、三阴交、阴陵泉、血海、内关、人迎、扶突、肩井。

中药处方:熟地 10g,生地 30g,山萸肉 10g,怀山药 10g,桃仁 10g,茯苓 10g,丹皮 10g,泽泻 10g,赤芍 15g,红花 10g,白术 60g,枳壳 10g,7 剂。

二诊:10 月 9 日,患者无明显不适,双侧面颊黄褐斑较前明显减轻。

切脉针灸取穴:

(金针)攒竹、太阳、迎香、颊车、承浆、人迎、扶突、肩井、内关、合谷、肓俞、中脘、关元、气海、血海、阴陵泉、三阴交、复溜、交信、照海、然谷。

中药守方不更。

三诊:10 月 16 日,患者无明显不适,额部、双侧面颊黄褐斑较前明显减轻。

切脉针灸取穴:

(金针)攒竹、太阳、迎香、颊车、承浆、人迎、扶突、肩井、肓俞、中脘、气海、血海、阴陵泉、三阴交、复溜、交信、照海、然谷、太冲。

四诊:10 月 23 日,切脉针灸取穴:

(金针)攒竹、太阳、迎香、颊车、承浆、人迎、扶突、肩井、内关、合谷、肓俞、天枢、关元、气海、血海、阴陵泉、三阴交、复溜、交信、照海、然谷。

(银针)阳陵泉、足三里、丰隆。

中药处方:熟地 10g,生地 30g,山萸肉 10g,怀山药 10g,桃仁 10g,茯苓 10g,丹皮 10g,泽泻 10g,赤芍 15g,红花 10g,白术 60g,枳壳 10g,川芎 10g,王不留行 10g,菊花 10g,荷叶 30g,7 剂。

五诊:10 月 30 日,切脉针灸取穴:

(金针)攒竹、太阳、迎香、颊车、承浆、人迎、扶突、肩井、肓俞、天枢、关元、中脘、气海、血海、阴陵泉、三阴交、复溜、交信、照海、然谷、太冲。

患者无明显不适,额部、双侧面颊黄褐斑基本痊愈。

按:该患者罹患黄褐斑,其病机为邪犯肌肤,血行不畅,致颜面气血失和;且子宫切除术后,脾肾气虚,运化失健,不能化生精微,则气血不能润泽于颜面,致颜面发生黄褐斑。治疗上宜从脾肾入手,且多选用面部穴位改善局部气血运行。二诊之后取交信为经外奇穴,可交通阴阳气血;脐四针、肾四针可补肾,气海、血海补益气血、活血,配合中药治疗,病情会逐步好转,至五诊患者黄褐斑基本痊愈。

医案 13(盆腔炎)

初诊日期:6 月 4 日。

胡某,女,35 岁。小腹下坠隐痛半年。现觉小腹下坠隐痛,腰直立位时疼痛,伴腰腹部束带样感觉,腰部酸痛,曾诊断为盆腔炎,外院抗感染治疗及中药治疗疼痛减轻,行走腰部不能直立。月经期准,经期 3~5 天,夹血块,白带微黄,溲黄,肛门灼热,大便调。舌尖红、苔薄黄,脉细滑偏数。趺阳脉、太溪脉偏弱。检查:全腹软,无反跳痛。局部压痛点:右侧肾俞(++),双侧子宫穴(脐下 4 寸,旁开 3 寸)(++)。诊断:盆腔炎(肝肾阴虚,气滞湿阻化热)。治法:补益肝肾,清热利湿,行气止痛。

切脉针灸取穴:

(金针)百会、支沟、脐小四针(脐周上下左右各 0.5 寸)、中脘 3(两边旁开 0.5 寸各 1 针加强疗效,下同)、气海、气旁、血海、阴陵泉、章门、期门、带脉、肾四针(照海、太溪、复溜、三阴交)。

(银针)足三里、丰隆、曲池、水道、关元。

中药处方:川芎 10g,丹皮 10g,泽泻 15g,茯苓皮 15g,怀山药 15g,知母 10g,黄柏 10g,牛膝 15g,薏苡仁 15g,川萆薢 10g,酒白芍 15g,川木瓜 15g,香附 5g,台乌 10g,当归 10g,柴胡 10g。

二诊:6 月 7 日,患者疼痛减轻。肛门灼热消失。趺阳脉、太溪脉较前增强。余症同前。压痛点:右侧肾俞(++),双侧子宫穴(脐下 4 寸,旁开 3 寸)(++)。

切脉针灸取穴:

(金针)脐小四针(脐周上下左右各 0.5 寸)、中脘 3(两边旁开 0.5 寸各 1 针加强疗效)、气海、气旁、血海、阴陵泉、章门、期门、带脉、肾四针(照海、太溪、复溜、三阴交)。

(银针)丰隆、水道、关元。

中药处方:山萸肉 15g,熟地 10g,怀山药 15g,知母 5g,黄柏 10g,川萆薢 15g,酒白芍 20g,川木瓜 15g,香附 5g,台乌 15g,当归 15g,柴胡 15g,地榆 10g,益母草 15g,4 剂。

三诊:6 月 11 日,剩余症状:腰部直立位腰轻微酸软,无腰腹部束带样感觉,无小腹下坠感觉。趺阳脉、太溪脉基本正常。子宫穴压痛(-),右侧肾俞压痛（＋）。

切脉针灸取穴：

（金针）脐小四针（脐周上下左右各 0.5 寸）、中脘 3（两边旁开 0.5 寸各 1 针加强疗效）、气海、气旁、血海、阴陵泉、章门、期门、带脉、肾四针（照海、太溪、复溜、三阴交）。

同时嘱其加用六味地黄丸自服。

按：金针补，银针泻。首诊用百会通百脉，支沟、脐小四针直通命门，肾四针补益肝肾。章门、期门、带脉 3 针配合主治任、带脉及妇科疾病。中脘、气海、血海、阴陵泉调理气血。泻足三里、丰隆、曲池清热化湿，泻水道、关元通调水道，令邪有去路。中药侧重行气化湿。二诊患者热象减轻，宜减清热之力，加强补肾之功，故作出调整。最后仅用金针补益肝肾，调理气血，巩固疗效，并予六味地黄丸善后。另带脉循行路线：带脉者，起于季肋足厥阴之章门穴，同足少阳循带脉穴（章门厥阴少阳之会，在季肋骨端，肘尽处是穴。带脉穴属足少阳经，在季肋下一寸八分陷中），围身一周，如束带然。又与足少阳会于五枢（带脉下三寸）、维道（章门下五寸三分），凡八穴。《灵枢·经别》曰："足少阴之正，至腘中，别走太阳而合，上至肾，当十四椎，出属带脉"。

医案 14（期前收缩）

初诊日期：10 月 12 日。

彭某，男，61 岁。心慌 2 年余，患者 2 年前无任何诱因下出现心慌，近 2 个月较甚，每天约发作 5~8 次，发作时心悸不宁，兼有腹胀，烦躁失眠，纳稍差，二便调，既往有胃痛病史 10 余年，舌淡黯，苔黄腻，脉（太渊）滑、代，体格检查：心脏听诊心律不齐，期前收缩 8~9 次／分，心率 89 次／分，心脏各瓣膜未闻及病理性杂音。辅助检查：2010 年 1 月外院动态心电图提示频发室性期前收缩。中医诊断：悸（气虚痰浊阻滞）；西医诊断：频发室性期前收缩。治法：理气化痰清热。

中药：以温胆汤加减：法半夏 20g，茯苓 15g，炒竹茹 15g，枳实 10g，黑枣 5g，炙甘草 5g，生姜 3 片，丹参 30g，橘红 10g，龙骨 30g（先煎），牡蛎 30g（先煎），肉桂 5g（后下），炒黄连 10g，党参 15g。共 16 剂，每天分 2 次水煎服。

服药后，患者自觉症状改善不明显。

二诊：11 月 2 日至切脉针灸专家门诊：

就诊时仍觉心慌，针灸治疗前察脉：三部脉皆弱，太渊脉和人迎脉强弱大致相同，但脉节律不规则，且稍显无力；太溪脉弱。

切脉针灸取穴：

①内关(浅刺)；②印堂；③心(耳针)；(此时患者自觉心慌改善不明显，但脉象已较前有力，因患者自觉症状通常要比脉象改善迟)；④腹四针(中脘、气海、双天枢)；⑤三阴交；⑥公孙；⑦人迎；⑧百会；(以上均用规格为0.30mm×25mm金针常规针刺)，留针30分钟。

结果：10分钟后询问患者，自觉心慌减轻。

11月3日三诊，患者自觉心慌发作次数减少，每天约发作3~4次，发作时程度减轻，纳眠差，舌淡黯、苔黄腻。针前察脉：三部脉仍弱，太渊脉和人迎脉脉律不规则，仍稍显无力，但已较前柔和；太溪脉弱。

切脉针灸取穴：

①内关；②鸠尾；③心四针(膻中、乳根、天池、膺窗)；④腹四针(中脘、气海、双天枢)；⑤印堂；⑥心(耳针)；⑦右(依次)：阴陵泉、交信、照海、公孙；⑧左(依次)：三阴交、太溪、照海、公孙；⑨神门(双)；(以上均用规格为0.30mm×25mm金针常规针刺)。

针后切脉：太渊脉和人迎脉的节律不规则，较前柔和有力；太溪脉柔和有力。

按：心居于上焦，为阳脏，脾胃属于中焦，气血生化之源，肾居于下焦，主先天，今三部脉皆弱，三焦有病，先取其中，调整中上焦脉气为要。具体穴位应用：①腹四针(中脘、气海、双天枢)：通过腹四针以达调理脾胃，调补后天之本的功效。②内关：以内关浅刺主治心系疾病，深刺则主治胃系疾患。该穴为心包经的络穴，八脉交会穴之一，通阴维脉。阴维联络阴经，起调节气血的作用，阴维有病苦心痛。③印堂：经外奇穴，位于督脉，督脉为阳脉之海，总督一身阳气。刺激印堂可调整诸阳经之气，以达到宽胸开膈、和胃降逆的作用。在此可起到升提患者阳气的作用。④心(耳)：耳针是全息理论的运用。⑤三阴交：足太阴、少阴、厥阴经交会穴。以三阴交交通三阴经，并改善睡眠。⑥公孙：足太阴脾经络穴，别走阳明，八脉交会穴，通冲脉。冲脉为"血海"，与生殖和内分泌关系密切。在此主要是交通冲脉，调理气血。⑦人迎：足阳明、少阳交会穴；交通足少阳经，补气。⑧百会：督脉、足太阳经交会穴。癌症的重要配穴，百会升提阳气；以上诸穴起到沟通足三阴经、足少阳经、冲脉、任脉及督脉的效果，全身经络气血得以温通。二诊后太溪脉弱，在原来调整中上焦脉气的基础上，加强补肾，调整下焦脉气，鼓舞下焦阳气。具体增加穴位：①鸠尾：任脉络穴。在此针刺鸠尾主要取通任脉之义。②心四针：膻中：心包募穴，气会；乳根：足阳明胃经的腧穴;天池:手厥阴心包经的腧穴;膺窗:足阳明胃经的腧穴;心四针为笔者临床总结治疗心脏方面疾病的特效穴。③神门:针刺神门在此主要是宁神志,以解除患者心慌及失眠等症状。④调整下焦脉气诸穴:阳陵泉:足少阳胆经的合穴,筋会;交信:足少阴肾经的腧穴。阴跷郄穴;照海:足少阴肾经的腧穴,八脉交会穴,通阴跷;太溪:足少阴肾经的腧穴,原穴,输穴。通过调整下焦之脉气,交通心肾。结果按照三诊选穴补泻,继续针灸5次,患者心慌基本不发作,睡眠正常。1个月后随访,患者心慌偶发,约1周发作1次。

医案 15(便秘)

初诊日期:6月15日。

朱某,男,67岁。因"便秘5年"入院。患者从5年前开始出现便秘,伴有腹胀腹痛,大便偏硬,需要使用通便药物才能好转,2010年肠镜检查未发现异常,曾在我院门诊诊治,但疗效不佳,去年曾专门至美国诊治,仍未能缓解病情。曾行排粪造影检查以及直肠测压检查,未发现异常。入院时见:神清,精神可,大便偏软,排便费力,每日一排,但需要使用开塞露,口苦口臭,胃纳一般,睡眠可,小便时有尿痛,淋漓不尽。舌黯红,苔黄厚浊腻,脉沉略弦。既往有急性肝炎病史,已治愈。有高血压病史5年,服用硝苯地平(拜新同)、厄贝沙坦(安博维)治疗,血压尚稳定。曾在外院诊为焦虑状态。入院后中医诊断:便秘(湿热阻滞型);西医诊断:功能性便秘。治疗方面以清热祛湿为主,拟达原饮治疗:

拟方如下:槟榔15g,厚朴15g,草果5g,知母15g,白芍15g,黄芩15g,甘草5g,桃仁15g,荷叶10g,皂角刺10g,原蚕沙10g,赤芍10g。用药5剂。

二诊:患者口苦口臭有所好转,小便淋漓较前减轻,排便费力感较前好转,但仍无法自行排便,于原方中加入防风5g、羌活5g以取"风药可祛湿"之意,再服药3剂。

三诊:患者仍无法自行排便,考虑到患者病程较长,且情绪紧张,久则易伤及肝血,可致血虚湿热,遂将治则改祛邪为扶正,以养血柔肝为主,佐以祛湿,以及宣肺而治水湿之上源,亦含提壶揭盖之意。

拟方如下:

肉苁蓉30g,桑椹子15g,制何首乌15g,山药20g,当归10g,生地20g,桃仁12g,白术15g,郁李仁15g,枳壳15g,紫菀15g,枇杷叶15g,车前子15g,皂角刺15g,草果5g。用药3剂。

四诊:患者可自行排便,但量少,排出困难,考虑桑椹子偏于酸敛故去之,白术加至 30g,枳壳改为枳实,加强通便之力,去除草果以免助热。用药 3 剂。

五诊:患者排便情况进一步好转,量较前增多,但口干口苦加重,舌苔较前明显增厚,甚至出现睡眠变差,加重了患者的焦虑情绪,患者要求改药。又改回达原饮治疗。

六诊:病人神清,精神略疲倦,大便成形,仍排便费力,每日一排,需要使用开塞露辅助,口苦口臭,胃纳尚可,睡眠可,小便略黄。舌黯红,苔黄厚浊腻,寸口脉沉略弦,人迎脉弱,人迎脉弱于寸口脉,趺阳脉偏濡。患者虽然寸口脉偏弦,但人迎脉偏弱,而且趺阳脉的力量不足,因此虽有实象,但总体辨证以气虚为主,脾气虚失运则痰湿内生,郁而化热。治病必求于本,可从脾气亏虚入手兼治痰湿。

切脉针灸取穴:

(金针)百会、四神聪、印堂、人迎、痞五针、腹四针、双侧章门、气海、气海旁开 1.5 寸、双足三里、阴陵泉、三阴交、上巨虚。

中药处方:白术 60g,枳实 10g,肉苁蓉 30g,陈皮 10g,法半夏 10g,党参 15g,茯苓 10g,炙甘草 10g。以此方案治疗 1 周。

七诊:病人精神好转,大便成形,排便费力好转,每日一排,1 周内仅使用了 1 次开塞露,口苦口臭有所增加,但未影响睡眠,胃纳尚可,小便略黄。舌黯红,苔黄厚腻,寸口脉沉略弦,人迎脉较前变强,人迎脉弱于寸口脉,趺阳脉偏濡。考虑人迎脉较前变强,而且口苦口臭有所增加,苔仍黄厚腻,针灸取穴减少印堂穴,中药中增加柴胡、黄芩以清解少阳湿热,木瓜、羌活以祛湿。排便顺畅,腹部胀满感不明显,可去痞五针,加脐四针以交通脾肾,加梁门以疏通肝气,加关元及关元旁 3 寸以及天枢、大横以加强通便效果。拟方案如下:

(金针)百会、四神聪、人迎、腹四针、脐四针、气海、气海旁开 2.5 寸、双足三里、阳陵泉、上巨虚、天枢、大横、关元及其旁开 3 寸、双侧梁门。

中药处方:白术 60g,枳实 10g,肉苁蓉 30g,陈皮 10g,法半夏 10g,党参 15g,茯苓 10g,炙甘草 10g,柴胡 10g,黄芩 10g,木瓜 15g,羌活 10g。以此方案治疗 1 周。

八诊:患者精神好转,大便成形,排便费力好转,每日一排,未使用开塞露,口苦口臭有所好转,偶有心慌,胃纳尚可,小便略黄。舌黯红,苔中部黄腻,旁有花剥,寸口脉略沉,人迎脉较前变强,人迎脉略弱于寸口脉,趺阳脉较前有力。考虑清热祛湿药物伤及血分,去除清热祛湿之品,加制何首乌 15g 以养血。拟方案如下:

切脉针灸处方:同第七诊。

中药处方:白术 60g,枳实 10g,肉苁蓉 30g,陈皮 10g,法半夏 10g,党参 15g,茯苓 10g,炙甘草 10g,制何首乌 15g。以此方案治疗 1 周。

九诊:患者精神可,大便成形,排便可,每日一排,未使用开塞露,少许口苦口臭,偶有胸闷,胃纳尚可,小便略黄。舌黯,苔微黄腻,花剥较前减轻,寸口脉略沉,人迎脉与寸口脉齐,趺阳脉较前有力。便秘情况改善,可以出院,但考虑到患者病久,舌黯,为久病夹瘀之象,而且时有胸闷,为胸中气机不畅之象,这些症状与其基础疾病相关,从长期治疗的考虑出发,在中药中加入失笑散及丹参行气活血,带药出院。针灸治疗方案如前。

按:功能性便秘虽属常见疾病,但精神心理疾病导致胃肠神经功能异常而造成的便秘,治疗起来非常棘手,患者 5 年来在广州各大医院诊治,服用中西药物,甚至为此远赴重洋,均未取得明显效果,由此来看属于难治性便秘的范畴。

本患者辨证方面有一定的难度,初诊时仅从临床表现出发,考虑实证偏多,以湿热为主,给予对证使用清热利湿药物后,虽然湿热的表现有所好转,但未能解决主要症状;后结合病程、病机等因素,考虑正虚为主,以养血柔肝祛湿宣肺之品治疗,主要症状有所缓解,但湿热的表现又出现了反复;因此造成主诊医生对辨证方向把握不好,出现了举棋不定的情况,在祛邪和扶正两种治疗原则之间游走,而无所适从。针对这种情况,笔者提出了从脉象上进行鉴别的观点。笔者认为:人迎脉的强弱能够反映阳气的盛衰,趺阳脉的强弱能够反映胃气的盛衰,在面临复杂证候时,多部位的脉象合参非常重要,故古人有三部九候之说。本病人寸口脉虽然不弱,但人迎脉偏弱,趺阳脉偏濡,均为无力之象,因此应该以虚证为主。

在中药选择方面,笔者对枳术丸情有独钟。枳术丸是补土派创始人李东垣引用其师张元素的方剂,其在《内外伤辨惑论·辨内伤饮食用药所宜所禁》中重点介绍了枳术丸,认为此方是治疗饮食积滞损伤脾胃的一条良方,并根据不同病因及病机创造出橘皮枳术丸、神曲枳术丸、木香枳术丸、半夏枳术丸等一系列相关方剂。笔者认为枳术丸攻补兼施,祛邪而不伤正,补虚而不呆滞,可以作为便秘的通用处方之一,在此基础上根据中医证型进行加减化裁。

在针灸穴位选择方面,笔者兼顾了共性与个性的治疗。患者以正虚为主,扶正是第一要旨,因此以百会加四神聪这组穴位为主,而且一直贯穿治疗的始终,百会为督脉、足太阳膀胱经交会穴,督脉为"阳脉之海",四神聪为经外奇穴,两者合用可升举下陷之阳气,适用于所有虚弱之证,尤其是以人迎脉弱者尤佳。这符合患者的发病特点。但患者以便秘为主,也具有其特殊性,因此笔者选择了大腹四针和痞五针这两组穴位进行治疗。大腹四针包括中脘、双天枢、气海四穴。中脘穴为胃经募穴,八会穴之腑会,手太阳小肠、手少阳三焦、足阳明胃、任脉之会;天枢穴为大肠之募穴;气海穴属任脉。四穴合用善调腹部气机,对于腹部出现的疾病都有帮助,尤其适合腹部气机紊乱出现的胃胀、胃痛、腹胀、腹痛、便秘、腹泻、恶心、呕吐等病。因此在治疗患者的便秘症状方面针对性更强。痞五针为上脘、中脘、双梁门、下脘五穴。上脘穴为足阳明胃经、手太阳小肠经与任脉的会穴;梁门穴属足阳明胃经;下脘穴为足太阴脾经与任脉的会穴。痞五针主要用于治疗胃肠动力不足引起的痞满等证。在这里使用痞五针能够加强胃肠运动,促进大便的排出。

第四章　切脉针灸治癌

　　切脉针灸除了可以治疗疑难杂症,对肿瘤也有较好的疗效。现代科学研究发现,针灸治癌与下列因素有关:①针灸可使血液中的白细胞和红细胞增多,其中致敏淋巴细胞对癌细胞有吞噬作用;②针灸可提高体内还原型谷胱甘肽、琥珀酸脱氢酶含量,维持 SH 酶系统活动,以增强网状内皮系统的防御功能,吞噬肿瘤细胞;③针灸可提高人体内内源性抗癌物质如环磷酸腺苷的浓度,使癌细胞转化为正常细胞;④针灸能提高免疫血清滴度的效价,提高体液免疫;⑤针灸使机体对毒性反应的防御功能提高,缓解症状;⑥针灸可调节激素水平,与肿瘤的关系极为密切,针灸可使脑垂体、肾上腺活动增强,抑制或缓解癌症;⑦针灸可调节内脏神经功能,使癌症病人的内脏功能恢复正常;⑧针灸可以改变异常的基因,由针灸治愈的遗传性疾病可证明,同时参考现代医学研究。

　　传统医学对癌的认识可追溯到 2000 多年前的医学典籍。癌症的发生是在脏腑阴阳气血失调、正气虚弱的基础上,外邪入侵,痰、湿、气、瘀、毒等搏结日久,积渐而成。其临床特点是体内出现肿块,表面高低不平,坚如岩石,并伴有脏腑虚衰的表现。古代医籍对本病论述颇多,远在殷墟甲骨文上就有"瘤"字的记载。在《黄帝内经》中有"昔瘤"、"石瘕"、"肠覃"、"息肉"、"膈塞"等类似癌症的症状描述,《难经》有"五积"之名,如肝之积曰肥气,脾之积曰痞气,肺之积曰息贲,与现今的腹腔肿瘤和肺癌有相同点。隋代巢元方《诸病源候论》分别论述了"癥瘕"、"积聚"、"食噎"、"反胃"等病证,其中均包含癌症的证候。对"癌"的记载,首见于宋代《仁斋直指附遗方》,该书指出:"癌者,上高下深,岩石之状,毒根深藏。"有关癌症的病因病机,《黄帝内经》认为主要是情志失调,寒气内客。《素问·通评虚实论》指出:"隔塞闭绝,上下不通,则暴忧之病也"。《中藏经·论痈疽疮肿》认为"五脏六腑蓄毒之不流"是导致癌症发生的重要原因。癌症的病因主要有六淫外侵、七情内伤、饮食劳倦及禀赋不足等，以致脏腑阴阳气血失调，正气亏虚，气滞、痰湿、瘀血、热毒等病邪搏结，留滞不去，聚而成癥。病机表现错综复杂，多脏同病，虚实并见，终至邪毒耗损，正气虚衰，病入危途。

笔者在切脉针灸治疗癌上有独到之处，认为西医的三大疗法（手术、放疗、化疗）不能根治癌症，手术、化疗、放疗作为一种创伤性的疗法，作用于局部，圈囿于癌肿、癌细胞，不能在整体上治疗疾病，西医在认识疾病的方法上已经走入很局限的道路，再走下去也不一定能完全解决癌症的问题，但是中医对癌症的认识是站在整个人体的基础上的，中医治人不治病，在经过数十年的探索过程中，中医提出的带瘤生存、提高生活质量的治疗理念得到越来越多病友及大众的支持和认可，为进一步彻底攻克癌症打下了良好基础。

首先，在癌症疾病的治疗中，癌块、癌细胞的消除不等于治疗癌症的最终目的。癌症是全身性疾病，癌块只是全身性疾病的局部表现。西医在治疗癌症时往往多考虑癌肿的大小、癌细胞的多少等等，在用手术，化疗、放疗等方法作用于局部杀死癌细胞之后也伤了人的正气，人体正常的免疫功能受到破坏，这种破坏可能是癌细胞对身体破坏的数倍，所以在现在的癌症病人治疗上我们往往看到很多患者不是死于癌症，而是死于在治疗过程中出现的并发症，所以治疗癌症不能只是局限于癌细胞，有癌细胞的存在不等于就是癌症，治疗上更是不能见癌就手术、就放化疗。癌症只不过是全身疾病的一个局部表现。

其次，癌症疾病是一个系统，是一类疾病，不是一种病，所以攻癌症要总体攻。癌症作为一种恶性病，在发病的时候表现出来的症状是繁杂的，在中医古籍里面很少有对癌症的具体描述，都是在一些复杂的恶性证候上我们后人推断是现在的癌症。有时候我们会以为古人很落后，没有现在的仪器检测，不能够知道身体内长出了肿瘤，治疗上也是对症，但是认识到癌症疾病是一个系统、是一类疾病、不是一种病时，我们就会知道在这种辨证论治的基础上，在大方向上治疗及改善癌症患者的痛苦是癌症治疗的最好方案。

最后，笔者认为攻癌应以中医（针灸、中药）为主，同时配用现代科学和西医学的精华。中医在整体论的基础上对人体有着深刻的认识，而治疗癌症在乎人体正气，只有充分调动人体内抗癌细胞的功能才能真正治愈癌症。中医治病讲究正气存内，邪不可干。中医透过调整人体功能扶助人体正气，达到祛病的目的，从这个方面来说，中医偏重扶正为主，是补的一方面，西医偏重祛邪，是泻的一方面。癌症作为本虚标实之症，中医的治疗首当为主，再结合西医在正气足的时候适时祛邪,从而达到治愈癌症的目的。

　　笔者认为针灸作为直接作用于人体气血经络的疗法在调整人体功能及脏腑气血方面较其他疗法更具优势。《黄帝内经》云:"余欲勿使被毒药,无用砭石,欲以微针通其经脉,调其血气,营其逆顺出入之会。"可见针灸在气血经络上面的作用是首当其冲的,疾病之起在于经气的阻滞,疾病之去也在于经气,气机出入升降是人体生理活动的本原,所以调整经气、疏通血络经脉是治病之本。

第一节　切脉针灸治疗良性肿瘤

　　切脉针灸在想治癌症以前,应先掌握治好良性肿瘤,以打好扎实的基础。大家知道,治疗良性肿瘤不像治疗恶性肿瘤在时间上那么急迫。因为癌细胞每天在分裂增多,是以几何级数增长,病情每天在发展,要治疗癌症非要有阻止病情发展、立竿见影的疗效才行。

　　切脉针灸治疗良性肿瘤还是用临床病案来说明。

一、脂肪瘤

医案(脂肪瘤)

初诊日期:6月30日。

马某,男,30岁。发现全身多发脂肪瘤1年,质硬,可移动,无压痛,无其余明显不适。曾在多家西医院求医,均要求转中医治疗。舌红、苔黄腻,脉涩、尺脉稍弱。检查:全身多发脂肪瘤,质硬,可移动,无压痛。余无特殊。诊断:脂肪瘤(气滞痰结)。

切脉针灸取穴:

(金针)肓俞、气海、中脘、血海(左)、阴陵泉(左)、照海(左)、复溜(左)、太溪(左)、三阴交(左)、曲泉(左)。

(银针)人迎、扶突、肩井、梁门、天枢、归来、合谷、曲池、丰隆、血海(右)、梁丘(右)、阴陵泉(右)、上巨虚(右)、三阴交(右)。

中药处方:赤芍10g,当归10g,川芎10g,天冬10g,麦冬10g,僵蚕10g,何首乌10g,桑枝15g,蝉蜕10g,防风10g,白蒺藜10g,乌梢蛇10g,蜈蚣2条。

二诊:7月3日,切脉针灸取穴:

(金针)照海、三阴交、阴陵泉、曲泉。

（银针）肓俞、中脘、天枢、气穴、水道、曲池、尺泽、人迎、扶突、肩井、内关、合谷、外关、足三里、阳陵泉、上巨虚、血海、丰隆。

三诊:7月5日,切脉针灸取穴:

（金针）人迎、扶突、肩井、天突、俞府、肩井、迎香、肓俞（左）、阴都（左）、气旁（左）、合谷、三阳络、天枢、照海（左）、太溪（左）、复溜（左）、三阴交（左）、阴陵泉（左）。

四诊:7月7日,患者诉多处肿块缩小,剩下手臂和臀部几个较大的也开始变软,舌淡红、苔薄黄,脉弦,尺脉较前有力。笔者认为整体治疗取得了初步成效,下一步要重点围绕几个较大的脂肪瘤进行治疗。

切脉针灸取穴:

（金针）人迎、扶突、肩井、天枢、中脘、气海、气旁、合谷、曲池、阳陵泉、足三里、三阴交、内关、章门、大的脂肪瘤围针。

五诊:7月14日,切脉针灸取穴:

（金针）右侧:天枢、梁门、外陵、阳陵泉、足三里、上巨虚、(左侧:照海、太溪、复溜、三阴交、阴陵泉)、(右侧:阴都、肓俞、气海)。

（银针）人迎、扶突、内关、合谷、曲池、丰隆、(左侧:阳陵泉、足三里、大陵)、局部围针(脂肪瘤)。

针刺后瘤体变软缩小,现大部分基本消失,少数几个较大的也已经变软,患者无其余明显不适。宜继续治疗巩固疗效。

按:脂肪瘤其实就是体内新陈代谢失常,中医认为是痰结。因为是多发,所以西医不可能全部切除,亦无治疗办法。而中医可以通过整体调理气血,化痰散结,从而达到调整新陈代谢,治疗疾病的目的。《灵枢·九针十二原》曰:"凡将用针,必先诊脉,视气之剧易,乃可以治也。"通过切脉可了解掌握脏腑经络气血运行的变化以指导取穴,达到治病治本的目的;通过切脉辨证,可以了解病邪性质、疾病部位及病势的深浅,指导针灸手法及补泻原则,以克服针灸的盲目性,明显提高疗效。

二、子宫肌瘤

子宫肌瘤是女性生殖器官中最常见的良性肿瘤,也是人体最常见的肿瘤。多见于30~50岁的妇女,发病率十分高,临床上很难统计,因为有很多由于肌瘤体积小而症状不明显。

西医学对治疗子宫肌瘤的方法有一定的局限性,现在用得比较多的是拮抗激素类药物和手术治疗。但是这些方法往往治标不治本,肌瘤很容易复发,中医学在治本方面有明显的优势。

首先让我们分析一下此病的中医病因病机,再根据病机确立治法。中医认为子宫肌瘤总因脏腑不和,气机阻滞,瘀血内停,气聚为瘕,血结为癥。以气滞、血瘀、痰湿及毒热为多见。因此,治宜活血化瘀、软坚散结为主,佐以行气化痰,兼调寒热。

笔者在治疗子宫肌瘤方面所主张的"切脉针灸"分为补法和泻法,金针补,而银针泻。临床实践证实,此病的病人往往不单单是实证,而是虚实夹杂。所以针灸时必须补泻结合,以固任脉而泻肝胆胃肠为大法,补泻有度。以下为笔者的一些临床经验,希望供大家参考:

气滞血瘀 —— 金针:气海、关元、中极

　　　　　　银针:太冲、阳陵泉

寒湿凝滞 —— 金针:气海、关元、中极、曲骨

　　　　　　银针:丰隆、迎香

痰湿瘀阻 —— 金针:三阴交、血海、中脘、气海、关元

　　　　　　银针:合谷、曲池、太冲、天突、丰隆

同时,笔者在治疗过程中非常注重调经,认为调经可以改善女性的内分泌状态,有利于肌瘤的向愈。

医案 1(子宫肌瘤)

初诊日期:5 月 28 日。

吴某,女,43 岁。发现子宫肌瘤 1 年,月经推迟 2 个月。平素月经夹有黯红血块,间有痛经。少许下腹部坠胀感,失眠多梦,胃纳欠佳。舌淡黯、苔白微腻,脉弦细,尺脉弱。检查:腹软,无明显压痛及反跳痛。B 超示子宫肌瘤。诊断:子宫肌瘤(气虚血瘀)。治法:调理冲任带脉。

切脉针灸取穴:

(金针)中脘、梁门、阴都、人迎、扶突、肩井、肓俞、关元、气海、水道、阴陵泉、照海、太溪、复溜、三阴交、血海、阴陵泉、内关。

二诊:5 月 29 日,患者下腹部坠胀感稍减,余症大致同前,无明显不适。调理冲任带脉原则不变。

切脉针灸取穴:

(金针)中脘、阴都、肓俞、关元、气穴、天枢、水道、合谷、曲池、足三里、阴陵泉、三阴交、太溪、照海、人迎、扶突、肩井、血海。

三诊:5 月 30 日,下腹部坠胀感消失,睡眠好转,胃纳一般。舌淡黯苔白微腻,脉弦细,尺脉较前有力。

切脉针灸取穴:

(金针)肓俞、天枢、中脘、阴都、关元、气穴、归来、人迎、扶突、肩井、曲池、合谷、照海、太溪、三阴交、阴陵泉、阳陵泉、足三里。

四诊:6 月 6 日,切脉针灸取穴:

(金针)中脘、阴都、梁门、天枢、水道、京门、带脉、章门、人迎、扶突、肩井、阳陵泉、足三里、血海、照海、太溪、三阴交、太渊、三阳络。

6 月 9 日患者来月经,夹少量血块,无明显痛经,精神纳眠均有好转,无明显不适。B 超示子宫肌瘤较前缩小。

按:妇科病的治疗思路主要在于调整内分泌;调整女性内分泌疾病,大方向在于调整月经,只要月经正常,大部分妇科疾病也会随之好转;调整月经,多选足少阴肾经、足厥阴肝经、冲任脉和阳明经,结合寒热虚实,采用穴位补泻和针刺补泻。本病患者为子宫肌瘤,气血运行不畅,宜调理冲任带脉。常用冲任带脉的调理八穴为:中脘、阴都 2、肓俞 2、气海、气旁 2;补肾四穴为:照海、太溪、复溜、三阴交。

医案 2(多发性子宫肌瘤)

初诊日期:4 月 10 日。

江某,女,41 岁。下腹部胀闷不适 3 个月。查腹部 B 超示子宫增大,多发子宫肌瘤;左侧附件混合性包块(5.7cm×2.3cm),未除外巧克力囊肿;现腹胀,睡眠欠佳。平素有经痛,月经延期,经期缩短,血色深,舌淡黯、苔白,脉涩。太溪脉、跌阳脉弱。余无特殊不适。既往乳腺增生病史 5 年。检查:腹软,无明显压痛及反跳痛。3 月 16 日查腹部 B 超示子宫增大,多发子宫肌瘤(较大者约 4.9cm×4.7cm、3.4cm×4.5cm,肿块周边血流丰富);左侧附件混合性包块(5.7cm×2.3cm),未除外巧克力囊肿。诊断:①多发子宫肌瘤;②乳腺增生。治法:行气活血化瘀,调理冲任带脉。

切脉针灸取穴:

(金针)印堂、攒竹、天突、璇玑旁、肓俞、中脘、阴都、肓俞、气海、气旁、三阴交、照海、太溪、复溜。

(银针)内关、列缺。

二诊:4 月 13 日,患者腹胀好转,余症大致同前,无明显不适。调理冲任带脉原则不变。

切脉针灸取穴:

(金针)天枢、人迎、扶突、气海、气旁、关元、内关、间使(左)、肓俞、照海、复溜、三阴交、阳陵泉、足三里、解溪(右)、上巨虚(右)、印堂、攒竹、天突、肓俞、中脘、阴都。

三诊:4月17日,患者下腹部胀闷感减轻,睡眠好转,胃纳一般。舌淡黯、苔白微腻,脉弦细。太溪脉、趺阳脉较前有力。

切脉针灸取穴:

(金针)肓俞、气海、气旁、关元、三阴交、照海、阴陵泉、天突、翳风、列缺、内关、肩井。

补肾调经初见成效,总的原则及方案不作大的调整,继续调理冲任带脉。

四诊:4月20日,切脉针灸取穴:

(金针)照海(右)、复溜、三阴交、肓俞、气海、气旁、关元、内关、太渊、天枢、足三里、阳陵泉、阴陵泉。

五诊:4月24日,患者月经准时来,夹少量血块,无明显痛经,腹胀已经明显好转。精神纳眠可,舌淡黯、苔白,脉弦细。

切脉针灸取穴:

(金针)人迎、攒竹、肓俞、气海、关元、中脘、阴都、内关、列缺、照海、复溜、三阴交、阴陵泉、天枢。

按:妇科病的治疗思路主要在于调整内分泌;调整女性内分泌疾病,关键点多在于调整月经,只要月经正常,大部分妇科疾病也会随之好转。而临证针灸调整月经,多选足少阴肾经、足厥阴肝经、冲任脉和阳明经,结合寒热虚实,采用穴位补泻和针刺补泻。本病患者为子宫肌瘤,气血运行不畅,宜调理冲任带脉。冲任带脉的调理八穴为:中脘、阴都2、肓俞2、气海、气旁2。补肾四穴为:照海、太溪、复溜、三阴交。对于女性患者的疾病,尤其是与内分泌相关的疾病,如乳腺、子宫、卵巢的疾病,首先应该了解有无月经的异常,首先将月经调理正常,疾病才能进一步深入治疗。本病患者治疗取得初步成效,仍需继续调整,巩固疗效。最后子宫肌瘤可以消失。

三、脑垂体瘤

医案1(脑垂体瘤并强直性脊柱炎)

初诊日期:4月19日。

韦某,女,29岁。2003年起出现腰骶部及髋关节疼痛,怕冷,尤以下半身为重,夏天仍需穿毛裤,严重时行走困难,夜间清晨较重,左侧明显,服止痛药才缓解,经 MRI 及化验检查 –B27 阳性,拟诊为强直性脊柱炎,服用甲氨蝶呤 3 年效果欠佳。2006 年 7 月来我院就诊,X 线片检查示:双侧骶髂关节模糊,髂骨面密度增高,诊为致密性骨炎,当时舌脉为舌红、苔黄微腻,脉细,予温肾壮阳、化湿清热之中药治疗,症状仍时好时坏。2007 年 4 月 16 日患者因月经推迟(50 多天未来),在省妇幼保健院查血泌乳素(PRL),垂体泌乳素增高(109.14ng/ml,正常为 1.39~30.7ng/ml),时有头痛,来广东省中医院查垂体 MRI 示:脑垂体瘤(直径 2mm)。当时症见:月经推迟,夹有血块,头痛,时有泌乳,腰骶部疼痛反复,无法平卧,畏寒,盗汗,纳眠一般,舌淡红、苔微黄腻,脉细。

开始行切脉针灸治疗(基本均用金针补法)。切脉针灸取穴:

① 脐周 4 针、听宫、颊车、翳风、下关、天枢、合谷、外关、照海、然谷、阳陵泉、足三里。

② 人迎、听宫、翳风、下关、颊车、肩井、内关、阳陵泉、足三里、百会、四神聪、中脘、气海。

中药:钩藤 12g,杞子 12g,土鳖虫 10g,藁本 12g,芦根 30g,肉苁蓉 12g,菊花 9g,守宫 9g,黄精 3g,蔓荆子 12g,锁阳 12g,全蝎 9g,糯稻根 30g,浮小麦 30g,大枣 10g,北芪 20g。

患者经切脉针灸 2 次后于 4 月 23 日来月经,但量较少,继续治疗。

切脉针灸取穴:

① 肓俞、照海、然谷、阴陵泉、天突、印堂、攒竹、内关、合谷、中脘、气海。

② 天枢、肓俞、中脘、气海、肩井、人迎、扶突、迎香、攒竹、百会、四神聪、合谷、照海。

复诊:5 月 16 日,患者头痛明显减轻,无头晕,月经量较前增多,夹血块,时有泌乳,腰骶部疼痛减轻,可平卧,畏寒盗汗稍好转,舌淡黯红、苔白,脉弦细。

中药:钩藤 12g,杞子 12g,土鳖虫 10g,藁本 12g,芦根 30g,肉苁蓉 12g,菊花 9g,守宫 9g,黄精 3g,蔓荆子 12g,锁阳 12g,全蝎 9g,糯稻根 30g,浮小麦 30g,大枣 10g,北芪 20g,金银花 15g,仙鹤草 30g,夏枯草 15g,川芎 15g,白芷 10g。

切脉针灸取穴:

(金针)肓俞、人迎、扶突、肩井、太阳、百会、迎香、攒竹、内关、气海、照海、三阴交。

再诊:5月23日,患者头痛轻,无头晕,泌乳较少,腰骶部疼痛减轻,可平卧,畏寒盗汗稍好转,多梦,舌淡黯红、苔白,脉细。

中药:党参15g,北芪20g,当归15g,熟附子5g(先煎),水牛角15g(先煎),干姜5g,仙鹤草20g,蒲黄10g,阿胶5g(烊服),钩藤10g,杞子10g,藁本10g,夏枯草15g,锁阳10g,土鳖虫10g。

切脉针灸取穴:

(金针)天枢、肓俞、气海、照海、三阴交、复溜、阴陵泉、足三里、阳陵泉、合谷、内关。

四诊:6月13日,患者症状基本好转,腰痛轻,可平卧,畏寒盗汗好转,睡眠好,复查内分泌恢复正常(6月9日我院查PRL522μIU/ml,正常值40~610μIU/ml)。

2007年8月患者意外怀孕,到市妇婴医院就诊,医生了解患者患脑垂体瘤用纯中医疗法治疗时,感叹不可思议。

医案2(单纯脑垂体微腺瘤)

初诊日期:5月28日。

朱某,女,26岁。发现脑垂体瘤2个月。体毛多,胸腹部多发斑点,出现喉结。平素月经2个月1次,色黯红,有血块,无痛经。遂在外院查头颅MRI发现脑垂体微腺瘤2.5mm×3.9mm,泌乳素高于2000μIU/ml。在外院拒绝服用溴隐停等西药治疗。余无明显不适。舌淡黯、苔白,脉沉细。人迎脉相对较弱。诊断:脑垂体微腺瘤(肾虚血瘀)。

切脉针灸取穴:

(金针)天突、俞府、攒竹、眉冲、百会、肓俞、中脘、阴都、关元、气穴、照海、三阴交、阴陵泉、血海、内关、肩井。

中药处方:川芎10g,当归10g,白芍10g,熟地10g,党参10g,黄芪10g,桃仁10g,红花10g,桂枝10g,炮姜10g,锁阳10g,守宫10g,吴茱萸10g,土鳖虫10g,肉苁蓉10g。

二诊:5月31日,患者无明显不适,症状、体征大致同前。末次月经5月25日。

切脉针灸取穴:

(金针)上星至百会排针5针、攒竹、天突、俞府、肩井、中脘、阴都、肓俞、气海、气旁、内关、血海、阴陵泉(左)、照海、三阴交。

中药处方:同前。

三诊:6月17日,切脉针灸取穴:

(金针)中脘、阴都、梁门、足三里、阳陵泉、上巨虚、照海、复溜、太溪、三阴交、人迎、扶突、肩井、攒竹;右侧:阳白、丝竹空、合谷、曲池。

四诊:7月10日,切脉针灸取穴:

(金针)肩井、迎香、攒竹、百会、小四神聪、中脘、天枢、肓俞、气海、阴陵泉、三阴交、照海、阳陵泉、足三里。

患者诉7月10日已来月经,比平素提前了半个月,这是自月经初潮以来没有过的现象。复查泌乳素减到正常值范围(300μIU/ml)。

按:肾主髓,脑为髓海,脑部生瘤与髓海不足、气血运行不畅有关,治疗上宜从肾入手,且多选用头部穴位改善局部气血运行。金针补,银针泻。百会通百脉,脐小四针直通命门,肾四针补益肝肾。中脘、气海、血海、阴陵泉调理气血。脑垂体是人体内分泌的"指挥部",脑垂体微腺瘤的治疗其实就是调整整个内分泌系统;调整女性内分泌疾病,主要是调整月经,只要月经正常,各种疾病都会随之好转;调整月经,多选足少阴肾经、足厥阴肝经、冲任脉等。案1患者合并强直性脊柱炎,病情较复杂,取穴需要同时兼顾任脉和督脉穴位,以阴引阳,另予头部排针强化对脑垂体瘤的治疗并促进局部血液循环。案2患者本身无症状或症状较轻,通过现代医学对泌乳素的检查说明治疗效果明显,证明了中医整体调整其气血经络可以使身体达到微观上的变化,从而达到治疗目的。患者宜继续治疗,巩固疗效,必要时复查头颅MRI。

第二节　切脉针灸治癌

临床上,笔者初期总结了在以下3种情况下切脉针灸应该积极配合西医手术、放疗、化疗三大疗法治癌。

其一,当切脉针灸临床治癌经验缺乏、不成熟的时候可以配合西医治癌积累切脉针灸治癌的临床经验。

其二,在用切脉针灸配合中草药主攻癌症条件暂时还不具备时,可以配合西医治癌,待条件具备时再转为主攻。

其三,由于现代治疗癌症是西医三大疗法担任了主要任务(当然很多癌症的疗效是不够满意的),即使切脉针灸已开展主攻癌症的临床研究也不能完全取代西医治癌,所以还是要在较长时间内配合西医治癌,协助西医减轻病人病痛,延长病人生命。

经过数十年的临床经验,目前笔者可以根据切脉诊断出内脏和经络病变,然后进行取穴治疗了不少晚期癌症。经过总结归类,以最常用的穴位为主,得出了以下的配方。

一、食管癌

1. 主穴　天鼎、止呕、巨阙、上脘、中脘、内关、足三里、厥阴俞、膈俞、脾俞。

2. 配穴

根据癌变所处部位决定的配穴:

(1) 颈段:天窗、人迎、扶突、气舍、大杼、肩中俞、风门、脾俞、大椎、身柱、中府、压痛点。

(2) 中段:气户、俞府、膻中、乳根、承满、膏肓、肺俞、心俞、魄户、神藏、压痛点。

(3) 下段:乳根、期门、不容、承满、梁门、肝俞、心俞、肾俞、压痛点。

3. 耳针配穴　①耳部压痛点;②耳部瘀斑色素点;③耳诊测定敏感点。

4. 症状治疗

(1) 胸骨后疼痛:①华盖、乳根;②胸前六穴(胸骨两侧的肋间隙);③内关。

(2) 背部疼痛:①对应压痛点;②外关、后溪。

(3) 进食梗阻:①内关:针向上感应达胸前。②放血疗法:咽部两侧针刺放血(用于患者初来就诊进流汁亦困难时)对改善吞咽困难有效。放血部位在扁桃体前腭下方。放血方法用自制长柄三棱针。每侧针刺 3~4 次。针刺后嘱患者用力咳嗽,把黏液及痰血吐出。放血前后,用朵贝液漱口,以免感染。

二、胃癌

1. 主穴　上腹部肿块围针、巨阙、上脘、中脘、日月、天枢、气海、足三里、内关。

2. 配穴　膈俞、肝俞、脾俞、胃俞、人迎、太渊、阳溪、解溪。

3. 症状治疗

(1) 虚寒胃痛:公孙。

(2) 反胃腹痛:①中魁;②劳宫;③少泽。

(3) 胃冷食不化:魂门、胃俞。

(4) 胃中积食:璇玑、足三里。

（5）不能食：通里。

三、肝癌

1. 主穴　章门、期门、肝俞、太冲、痞根、内关、公孙、肿块围针。

2. 配穴　①背缝；②外关、足三里；③支沟、阳陵泉；④膈俞、肝俞；⑤耳针：肝区。

3. 症状治疗

（1）呃逆：①内关、膈俞；②耳针：膈区。

（2）黄疸：中封（泻）。

（3）腹部胀气：下脘（泻）、气海（泻）

（4）尿闭：委阳、阴陵泉、中极（均泻）。

（5）小便短赤：曲泉、水分（均泻）。

（6）上消化道出血：①尺泽、内关；②膈俞、列缺；③曲泽、合谷。

（7）胁肋疼痛：阳陵泉、丘墟（均泻）。

（8）不思饮食：足三里、太白（均补）。

（9）肝性脑病：①少商、涌泉、水沟、十宣、太溪、内关；②耳针：神门、内分泌、肾区。

（10）精神疲乏：足三里。

（11）失眠、烦躁：内庭、行间（均泻）。

（12）胸痞闷：内关（泻）。

（13）腹水：气海、三阴交、水道、阴陵泉。

四、肺癌

1. 主穴　肺俞、中府、太渊、风门、心俞、大宗、膏肓、尺泽、膻中、背压痛点。

2. 配穴　列缺、内关、足三里。

3. 耳穴　上肺、下肺、心、大肠、肾上腺、内分泌、皮质下、鼻、咽部、胸。

4. 症状治疗

（1）胸闷胸痛：内关（泻）。

（2）咯血：尺泽（泻）。

（3）痰中带血：丰隆、尺泽（均泻）。

（4）咳嗽风痰：①太渊、列缺；②丰隆、肺俞。

（5）咳嗽背痛：①身柱；②孔最（泻）、昆仑（泻）。

(6) 食欲不振:足三里(补)。

(7) 咳嗽气喘:①乳根、俞府;②丰隆;③璇玑、气海;④灸丹田;⑤喘息。

(8) 盗汗阴虚:阴郄(泻)、复溜(补)。

(9) 咳嗽不止:①肺俞、天突;②筋缩;③身柱。

(10) 阳虚自汗:大椎(补)、合谷(补)。

(11) 咳嗽不爽:①丰隆(泻);②膻中(补)。

(12) 呃逆:膈俞(泻)。

(13) 泄泻:天枢、上巨虚。

(14) 感冒头痛:外关(泻)、太阳(泻)。

(15) 肝阳头痛:风池(泻)、丝竹空。

(16) 恶心呕吐:内关、足三里(均泻)。

五、腹腔恶性肿瘤

1. 主穴　章门、痞根、足三里。

2. 配穴　刺胸背部反应点,气海、天枢、水道、上脘、水分。

3. 手法　捻转 200~400 次 / 分,提插幅度 0.5~1.5cm,摇摆。每穴行针 10 分钟,不留针。

4. 深度　章门、痞根 10~15cm;气海、水道、上脘、水分 6~10cm。注意:深刺腹腔要熟悉解剖,注意安全。

5. 艾灸疗法　每日 2 次,取穴同针刺诸穴。灸法:艾条离穴 1~2cm,每穴灸 3 分钟。

6. 症状治疗

(1) 腹胀多气:气海。

(2) 水肿,脐症:阴陵泉、水分。

六、卵巢癌

1. 主穴　下腹块围针、关元、中极、水道、归来、肾俞、三焦俞、三阴交、足三里。

2. 配穴　志室、肓门、五枢、维道、冲门、大都、解溪、照海、太渊、中府、曲池。

七、结肠直肠癌

1. 主穴　上脘、中脘、下脘、日月、天枢、大横、气海、关元、脾俞、胃俞、大肠俞、承山、上巨虚、曲池。

2. 配穴　足三里、内关、三阴交、命门、百会、血海、心俞、肺俞、肾俞。

3. 症状治疗

(1) 腹胀有水声:①水分、水道;②足三里;③三阴交。

(2) 胸满腹痛:内关。

(3) 腹痛膨胀:内关。

(4) 连脐腹痛:①阴谷;②大陵、外关;③公孙、内关;④曲泉。

(5) 肠鸣亢进:下脘、陷谷。

(6) 腹痛便秘:①陷谷、支沟,足三里;②热气秘:长强、大都、阳陵泉;③照海、支沟。

(7) 便血:①长强、承山;②灸命门。

(8) 腹泻:①天枢、足三里;②长强。

(9) 老年人腹泻:命门、肾俞。

八、乳腺癌

1. 主穴　肩井、膺窗、乳根、膻中、消块、上脘、大椎、心俞、脾俞、膈俞、肩贞、少泽、三阴交。

2. 配穴　肩外俞、秉风、附分、魄户、神堂、胆俞、意舍。

3. 症状治疗

(1) 胸部隐痛:①章门、期门;②大陵;③阴陵泉、承山;④太冲。

(2) 乳癌出血:肾俞、巨髎

(3) 腋肿:委阳、天池。

(4) 胸闷项强:神藏、璇玑。

(5) 乳房肿胀:少泽、太阳。

(6) 两乳刺痛:太渊、列缺。

九、子宫颈癌

1. 主穴　气海、中极、大巨、水道、归来、肾俞、八髎、三阴交。

2. 配穴　胃俞、肝俞、脾俞、缺盆、照海、交信、内关、通里、列缺、地机、中都、蠡沟。

3. 症状治疗

(1) 阴道流血:①交信、三阴交;②冲门、气冲。

(2) 赤白带:中极。

(3) 流血过多:阴交、三阴交、阳池。

(4) 腰疼痛、尿频:命门、肾俞。

十、鼻咽癌

1. 主穴 风池、下关、听宫、攒竹、上星、百会、合谷。

2. 配穴 列缺、外关、太冲。

3. 症状治疗

(1) 鼻塞无闻:迎香。

(2) 鼻渊:上星。

(3) 鼻塞:迎香、禾髎。

(4) 鼻衄血:①天府、合谷;②合谷;③灸项后发际两筋间。

(5) 鼻内无闻:通天。

十一、脑垂体肿瘤

1. 主穴 百会、曲池、足三里、上星、攒竹、阳谷、解溪、中脘、天枢、气海。

2. 配穴 风池、风府、头维、外瞳子髎、血海、大杼、膈俞、绝骨。

3. 症状治疗

(1) 头疼难忍:①丝竹空;②上星、神庭。

(2) 头痛面肿:合谷。

(3) 头痛眩晕:百会。

(4) 头痛眼痛:①攒竹、头维;②上星。

(5) 头顶痛:涌泉。

十二、皮肤癌

1. 主穴 肺俞、太渊、脾俞、大都、解溪、阳陵泉、足三里、丰隆、委中、阴陵泉。

2. 配穴 大肠俞、胃俞、大椎、大杼、绝骨、尺泽、膈俞。

十三、常见症状取穴配方

(一) 腹泻

1. 主穴 大肠俞、中脘、足三里、天枢;胃俞、水分、天枢、神阙;足三里、天枢、止泻穴;长强、足三里。

2. 配穴

过敏性结肠炎:①足三里、合谷,每日 1 次,强刺激,留针 20 分钟,5 分钟捻转 1 次;②神阙、水分、三间;③上巨虚、下巨虚。

急性肠炎:足三里、天枢、大肠俞,强刺激。

慢性肠炎:①足三里、中极;②关元、三阴交;③内关、上脘。以上 3 组交替使用,每日 1 次,中刺激。

寒湿:气海、阴陵泉;天枢、中脘;太冲、神阙、三阴交。

湿热:内庭、上巨虚;下脘、合谷、内庭;脾俞、阴陵泉、公孙。

伤食:胃俞、建里;足三里、上脘。

脾虚:脾俞、太白。

肾虚:肾俞、关元;肾俞、隐白;神阙、中脘;百会、命门、关元。

大便失禁:关元、大肠俞。

3. 配用耳针疗法　大肠、小肠、交感,中强刺激,慢性可用埋针法。

(二) 便秘

1. 主穴　支沟、承山、太溪;章门、太白、照海;天枢、石门、下巨虚;大肠俞、小肠俞、足三里。

2. 配穴

热秘:照海、支沟、曲池。

气秘:气海、大敦。

风秘:风府、风门、合谷。

食秘:中脘、足三里、章门。

冷秘:关元、三阴交。

虚秘:膈俞、肝俞、脾俞。

(三) 纳差

1. 主穴　足三里、天枢、中脘、气海、内关、公孙。

2. 配穴

心痛食不化:中脘。

胸满不食:肺俞、水分。

振寒不食:冲阳。

胃热不食:下巨虚。

胃虚:足三里。

肾有虚痰:膈俞。

胃热:悬钟。

胆虚呕逆:气海。

(四) 发热

1. 主穴　大椎、曲池、合谷;少冲、曲池;曲池、大陵、足三里、复溜;少商、合谷、丰隆;少商、大陵、间使、大椎、涌泉;少商、曲池;十二井穴点刺放血。

2. 配穴

表热:外关。

里热:内庭。

阴虚火旺:肾俞、太溪。

气血亏虚:脾俞、足三里。

肝经郁热:肝俞、太冲。

瘀血内结:膈俞、血海。

汗不出:商阳、合谷、阳谷、侠溪、厉兑。

有汗:复溜。

细菌性痢疾:足三里、三阴交、天枢、气海;内关。

肺炎:少商、尺泽。

小儿发热:3 岁以内用少商、合谷;3 岁以上用合谷、曲池;少商放血,合谷、曲池强刺激。2 岁以内不留针,2 岁以上留针 5~15 分钟,每日 1~2 次。

(五) 失眠

1. 主穴　神门、三阴交、安眠;神门、足三里、太渊、三阴交;太渊、公孙、隐白、肺俞、阳陵泉、三阴交;神门、心俞、足跟穴,睡前 1 小时针刺;百会,睡前艾灸 10~15 分钟。

2. 配穴

心脾亏虚:心俞、脾俞。

心肾不交:肾俞、太溪。

肝火旺:肝俞、太冲。

脾胃不和:中脘、足三里。

3. 配用耳针疗法　皮质下、交感、心、肾、脾、内分泌、神门,每次选 2~3 穴,中刺激,留针 10~20 分钟,每日 1 次;也可皮内埋揿针 5~7 天,每次取 1 侧,睡前按压针处,以加强刺激。

临床举例

病案 1（肝内胆管细胞癌）

住院号：0081607。

陈某，男性，52 岁。肝内胆管细胞癌术后肝、腹膜后淋巴结转移化疗后（依立替康）。现主要症见：上腹部疼痛，恶心呕吐，泛酸，嗳气，纳眠差，大便 10 余日未解。舌淡黯、苔黄，脉弦细。

切脉针灸取穴：

（金针）天枢、人迎、照海、公孙、天突、中脘、下脘、商曲、气海、气穴、太溪、三阴交。

（银针）足三里、内关。

病案 2（结肠癌）

住院号：0131539。

黄某，男性，62 岁。结肠癌术后全身多发转移化疗后（希罗达）。现主要症见：手足麻木，乏力，纳眠一般，大便不畅。舌紫黯、苔根部微黄腻，脉滑，重按无力。

切脉针灸取穴：

（金针）气海、肓俞、照海、太溪、天突、俞府、复溜、内关、章门（左）、阳陵泉（左）。

（银针）中脘、天枢、合谷、足三里、内庭。

病案 3（肺癌）

住院号：0131506。

尤某，男性，51 岁。肺癌并纵隔、右锁骨上淋巴结转移化疗后（艾素 + DPP）。现主要症见：咽痛，气促、咳嗽，无痰，舌红、苔黄腻，脉弦滑。

切脉针灸取穴：

（金针）天枢、肓俞、人迎、扶突、太溪、照海、然谷、上脘、鸠尾、梁门、梁门外 2 寸、内关、阳陵泉、足三里、照海、三阴交、阴陵泉。

（银针）天突、尺泽、内关、鸠尾、少商、内庭。

病案 4（纵隔淋巴瘤）

初诊日期：2009 年 9 月 25 日。

黄某,男,29 岁。纵隔淋巴瘤术后 1 个月。现主要以呼吸欠顺畅,胸部时有隐痛,慢性疲劳,纳眠一般,二便可,舌淡胖、苔白,脉涩。

切脉针灸取穴:

(金针)天突、内关、膻中、气海、中脘、天枢、照海、三阴交、复溜、交信、攒竹、印堂、耳纵隔、人迎、太仓。

复诊:9 月 28 日,舌胖黯淡,苔白凝。

切脉针灸取穴:

(金针)中脘、天枢、肓俞、梁门、气海、气旁、天突、人迎、肩井、膺窗、胸骨周围刺、内关、照海、太溪、复溜、交信、三阴交。

处方:夏枯草 30g,牡蛎 30g(先煎),白花蛇舌草 30g,海藻 15g,昆布 15g,生地 15g,熟地 15g,薏苡仁 15g,浙贝 15g,丹参 12g,竹叶 12g,桔梗 10g,桃仁 10g,盐蛇干 10g。

三诊:9 月 29 日,舌质黯胖,苔白腻。

切脉针灸取穴:

(金针)四神聪、人迎、扶突、肩井、迎香、天枢、中脘、气海、内关、天池、中府、照海、三阴交、阴陵泉、阳陵泉、足三里、合谷、耳(心、肺、纵隔)。

四诊:9 月 30 日,呼吸较前顺畅,疼痛未明显减轻,胸痛如前,纳可,舌淡胖,苔白腻,脉沉细。

切脉针灸取穴:

(金针)四神聪、额三针、颞三针、耳周三针、鸠尾、人迎、扶突、肩井、胸骨围针、膺窗、天池、乳根、鸠尾、中脘、阴都、肓俞、气海、气旁、关元、少海、曲池、内关、照海、复溜、交信、阴陵泉、太冲。

按:患者属阳气虚,气血两亏。纵隔淋巴瘤是恶性很高的肿瘤,且位于心脏、食管、主动脉弓、气管等重要器官周围,极易引起猝死,现患者已手术、化疗 2 期,舌脉总属于气虚气滞,针灸上以天突、内关、膻中、气海、中脘、鸠尾等局部治疗控制肿瘤,同时以额三针、颞三针、耳周三针止痛,膻中为气会,宽胸理气。四神聪升提阳气,同时阴阳双补。

病案 5(鼻咽癌)

初诊日期:2007 年 6 月 28 日。

潘某,男,46 岁。鼻咽癌 2 程放疗后半年。患者 2005 年 12 月经检查确诊为鼻咽癌,在中山大学肿瘤医院行放射治疗,2006 年 1 月结束放疗,于 2006 年 10 月发现鼻咽癌复发,予行再程放疗(适形调强放疗),于 2006 年 12 月初结束放疗。患者经过 2 次放疗,觉咽干明显,鼻塞流涕,痰黏稠,双耳听力下降,耳阻塞感,常因放疗后引起的分泌性中耳炎行鼓膜穿刺抽液,平均每月 1 次。检查见:鼻咽稍充血干燥,分泌物附着,咽充血干燥,双下鼻甲稍红肿,双鼓膜混浊内陷。舌红苔少,脉洪大。

诊断:鼻咽癌放疗后(实热内盛)

切脉针灸取穴:

(银针)天枢、中脘、气海、人迎、扶突、迎香、攒竹、听宫、合谷、外关、足三里、阳陵泉、丰隆、阴陵泉、三阴交、肩井。

中药处方:苍耳子 10g,金银花 30g,蒲公英 30g,桑白皮 15g,鸡血藤 30g,白茅根 30g,伸筋草 10g,威灵仙 10g,桔梗 10g,台乌 10g,泽泻 10g,茯苓 10g。

患者经治疗咽干改善,鼻塞减轻,流涕少,双耳听力提高,无阻塞感,观察 2 个月未再行鼓膜穿刺抽液,检查见:鼻咽稍充血干燥,咽充血干燥,双下鼻甲正常,双鼓膜稍内陷。舌红苔薄白,脉滑。

按:鼻咽癌为我国南方常见的头颈部恶性肿瘤之一,特别是广东省是全世界最高发的地区,放射治疗是鼻咽癌的主要治疗手段。从整体医学模式来看,肿瘤治疗的目的不仅是使病人生命延长,更重要的是让病人恢复生活和工作的能力。因此减轻后遗症的影响,促进病人体力恢复以及心理康复是提高鼻咽癌患者治疗后的生存质量的重点。而口干燥症是鼻咽癌放疗后最常见的后遗症之一,由于涎腺组织对放疗相当敏感,当主要的唾液腺在放射野内时,放疗可使唾液腺遭受破坏而导致放疗后口干燥症的产生,这严重影响患者的生存质量,并可导致患者咀嚼、吞咽功能障碍,影响味觉、讲话和睡眠,同时由于口腔自洁功能的丧失亦使得口腔组织易受损和患病。因此防治口干燥症的产生,改善鼻咽癌放疗后患者的涎腺功能,改善患者的生活质量在鼻咽癌的治疗中占有越来越重要的地位。本例患者脉洪大、舌质红为实热之证,舌苔少为热盛伤阴,治疗上以清热泻火为治则,针灸用银针泻,阳明经为阳中之阳,以泻阳明经为主,取天枢、人迎、扶突、迎香、足三里、丰隆,气海、中脘分别为膏肓的原穴,泻此二穴可加强泻全身之火热之功,患者内热较重,阴经亦有热,取阴陵泉、三阴交泻阴经之热,阳陵泉为治疗五官疾病的要穴,肩井可调节头面及颈部的气血,而攒竹、听宫、合谷、外关则为治疗五官病症的特效穴。中药方剂组成以清热解毒药物为主,如金银花、蒲公英、桑白皮,酌加五官科用药如苍耳子、白茅根、桔梗等药物。

第三节　切脉针灸攻癌具体步骤

要以切脉针灸配合中草药为主治疗癌症,其病人一定是经过医院检查确诊的,应该要有癌细胞的病理细胞诊断,如肝癌的甲胎蛋白应诊阳性,治疗后病人癌块的缩小或消失应该有相应的客观检查来证明(如 B 超、X 线、CT、MRI、AFP 等),不然的话就会被有些医生认定中医针灸治癌"是癌治不好,治好不是癌"。

攻克癌症之战是打一场大的战役,其胜利一般可分 3 个具体步骤来实现:

其一,先要做到缓解症状、延长病人的生命,可用针灸中草药治疗常见病精华来达到。用八纲、对症及部位、脏腑 3 个辨证。

其二,要做到控制及缩小癌块,要用中医调整脏腑经络气血、化痰消瘀解毒祛湿等治病精华,加用经络、三焦、卫气营血、病因、病机、疾病等辨证。

其三,要消灭癌块,病人恢复健康,即脏腑经络都正常。这要用到中医治病的全部精华,在临床上要灵活熟练地应用中医治病十大辨证论治。

第四节　切脉针灸治癌实录

临床上切脉针灸配合中药怎样活用,用治疗的病人来说明。

一、鼻咽癌未行放疗案

初诊日期:2007 年 4 月 10 日初诊。

张某,男,33 岁。患者因"涕中带血反复 1 周"来我院耳鼻喉科门诊求治。症见:精神可,涕中带血,右侧鼻塞,鼻胀痛不适。专科检查:双鼻黏膜稍充血,鼻甲无肿大,鼻咽右顶后壁见结节样肿物突出,表面欠光滑,分泌物附着。双颈部未扪及明显淋巴结肿大。予行鼻咽喉纤维镜检查示:鼻咽右顶后壁见肿物突出,阻塞右后鼻孔,并超越后鼻孔中线至左后鼻孔。予行鼻咽部肿物活检。舌质淡红,脉滑,人迎脉、太溪脉偏虚,趺阳脉偏实。4 月 12 日病理结果回复示:鼻咽未分化型非角化性癌(病理号:0704135)。患者候床入院拟行放疗,但当时病房床位紧张,即建议患者在门诊行"切脉针灸"治疗。患者于 4 月 20 日开始接受"切脉针灸"治疗。诊断:鼻咽癌(气虚痰瘀互结)。

切脉针灸取穴：

（金针）太阳、人迎、扶突、肩井、迎香、攒竹、中脘、阴都、天枢、气海、气旁、内关、照海、太溪、复溜、三阴交、阴陵泉。

（银针）阳陵泉、足三里、上巨虚、下巨虚。

二诊：4月25日，患者治疗后症状改善，病房通知患者有床位可住院，但患者拒绝，仍希望继续"切脉针灸"治疗。

切脉针灸取穴：

（金针）迎香、攒竹、太阳、人迎、扶突、肩井、中脘、阴都、天枢、气海、气旁、内关、照海、太溪、复溜、三阴交、阴陵泉。

（银针）阳陵泉、足三里、上巨虚、下巨虚、丰隆、太冲。

三诊：至5月15日，患者头痛消失，鼻塞症状明显改善，涕中无血，舌淡黯边齿印、苔白腻，脉弦细。人迎脉较前明显有力。患者共进行6次"切脉针灸"治疗（其中因"五一"长假及挂不到号曾中断治疗），患者觉右侧鼻塞已消失，无涕中带血，仅觉鼻部少许酸胀不适。予行鼻咽喉纤维镜复查示：鼻咽右顶后壁肿物明显缩小，约占右后鼻孔的1/2。

切脉针灸取穴：

（金针）中脘、阴都、天枢、气海、气旁、迎香、攒竹、太阳、人迎、扶突、肩井、内关、照海、太溪、复溜、三阴交、阴陵泉、百会、四神聪。

（银针）阳白、丝竹空、合谷、太冲、丰隆、阳陵泉、足三里、上巨虚、下巨虚。

按：切脉针灸除了可以治疗疑难杂症，对肿瘤也有较好的疗效。现代科学研究发现，针灸治癌与下列因素有关：①针灸可使血液中的白细胞和红细胞增多，其中致敏淋巴细胞对癌细胞有吞噬作用；②针灸可提高体内还原型谷胱甘肽、琥珀酸脱氢酶含量，维持SH酶系统活动，以增强网状内皮系统的防御功能，吞噬肿瘤细胞；③针灸可提高人体内内源性抗癌物质如环磷酸腺苷的浓度，使癌细胞转化为正常细胞；④针灸能提高免疫血清滴度的效价，提高体液免疫；⑤针灸使机体对毒性反应的防御功能提高，缓解症状；⑥针灸可调节激素水平，与肿瘤的关系极为密切，可使脑垂体、肾上腺活动增强，抑制或缓解癌症；⑦针灸可调节内脏神经，使癌症病人的内脏功能恢复正常；⑧针灸可激发加强抑制癌症的基因（例如P53）活动，抑制癌细胞生长。

该患者气虚于上，兼有肾阴虚，用金针补，但下部的阳明经偏盛，故以银针泻其实，有补有泻，调节阴阳气血平衡。图4-1和图4-2为患者治疗前后鼻咽纤维镜检查对比图：

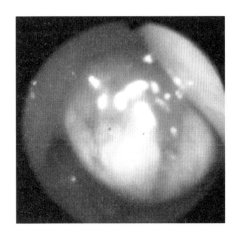

图 4-1　鼻咽癌治疗前

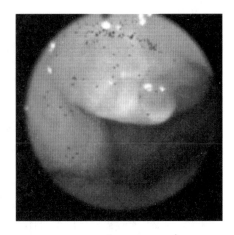

图 4-2　鼻咽癌治疗后

自 2008 年起,我们应用切脉针灸治疗鼻咽癌放化疗后患者 30 余例,通过切脉针灸康复治疗,使鼻咽癌放化疗后患者的生存质量明显提高,90% 患者骨髓抑制情况在 1 周内基本恢复,80% 以上的中重度口干燥症患者转为轻度口干或无口干,口腔咽喉黏膜炎的恢复由原来的 1~2 个月缩短为 2~3 周,放射性鼻窦炎的发生率由原来的 70% 降为 30% 左右,此外中耳炎、咽鼓管功能障碍引起的耳鸣耳闷塞感症状及神经系统损伤引起的头晕乏力、四肢麻痹、张口困难、吞咽困难等症状也得到改善。同时,由于切脉针灸调和阴阳气血脏腑经络的作用,促进患者免疫功能的提高,其自身的抗癌能力亦随之提高,有效控制了肿瘤的复发和转移。

广东省中医院开展鼻咽癌的综合治疗已多年,收治较多鼻咽癌病人,积累了较丰富的临床经验,在临床上采用切脉针灸康复治疗,可以增强患者体质,减轻各种不良反应,起到减毒增效的作用,更好地预防鼻咽癌的复发和转移,改善生存质量。其优势在于:切脉可以克服针灸的盲目性,明显提高疗效,改变机关枪打麻雀情况,做到针不虚发;解决针灸疲劳现象,达到次次有效,大大提高治疗疑难杂症的疗效;针刺无痛,根据脉象变化得气,不强调酸麻胀痛,扩大了适应证,怕针的敏感型病人也欢迎;加深对脏腑、经络、气血、三焦的体会,更深刻理解得气、整体观念等中医理论精髓;越疑难的疾病越能现出切脉针灸的优越性。中医的精髓在于辨证论治,而不是"头痛医头,脚痛医脚"的治标思想,切脉针灸的理论思想正体现了中医个体化治疗的传统特色和精髓。

二、左半结肠平滑肌肉瘤术后转移案

初诊日期:2007 年 11 月 6 日。

邓某,男,63岁。2006年11月体检时B超发现左腹部10.2cm×7.2cm肿块,肝右叶实性病灶(血管瘤可能)。于11月22日行左腹部肿瘤切除＋左半结肠切除术,术后病理结果为:(左半结肠)平滑肌肉瘤。2007年7月3日复查CT示:左肾后方腰大肌旁及左肾前方软组织密度影,考虑平滑肌肉瘤术后复发并左肾上腺转移。于7月行左肾切除＋左侧腹膜后肿物切除术。术后病理示:(左腹膜后)肿瘤细胞弥漫性分布,(膈肌)组织中可见散在分布的肿瘤细胞,(左肾)肿瘤细胞侵犯。2007年10月30日复查CT示:与7月3日CT片比较,原左肾后方腰大肌旁及左肾前方软组织密度影消失,左肾阙如,拟术后改变,左侧膈脚处软组织密影,不除外肿瘤转移,建议复查;腹主动脉右前方肿块,考虑肿瘤转移,肝内多发血管瘤;胆囊结石;左下肺结节,不除外转移瘤,建议胸部CT。

2007年11月6日开始切脉针灸治疗。当时症见:精神纳眠可,大便稍烂,舌淡胖、苔厚腻,脉滑(太溪脉较弱)。查体:左下腹扪及包块约4.5cm×2cm大小,质中,边界尚清,活动度一般。

切脉针灸取穴:

(金针)肓俞、气海、中注、关元、气穴、中脘、阴都、天突、璇玑、攒竹、照海、复溜、阴谷(为足少阴肾经合穴,直通内脏)、阴陵泉(治疗内脏疾病)、左内关、左京门、左带脉、左章门、人迎、左腹部包块局部围针。

(银针)阳陵泉、足三里、丰隆(加强祛痰之力)、天枢、右内关。

中药:熟地20g,山萸肉10g,茯苓10g,山药10g,丹皮10g,泽泻10g,牡蛎15g(先煎),穿山甲10g(先煎),海藻10g,丹参15g,蜂房10g,凤尾草10g,鹿含草10g,地龙干10g,木香10g,全蝎10g,谷芽30g,麦芽30g。

患者经治1个月余,精神胃纳可,左腹部包块变软,大便偏软,每日2~3次,舌质黯红稍胖、苔润腻,脉滑,太溪脉较前有力。

切脉针灸取穴:

(金针)照海、太溪、三阴交、阴陵泉、曲泉、血海、气穴、气海、肓俞、商曲、中脘、阴都、幽门、天突、人迎、(左:内关、京门、章门、带脉)、左腹包块局部围针、包块中央1针。

(银针)巨虚、阳陵泉、丰隆、不容、梁门、天枢、大巨。

埋针(揿针,如用皮内针,针尖向督脉)——膈俞、脾俞、肾俞、痞根(有时间可加灸)。

中药:熟地20g,山萸肉10g,赤茯苓10g,山药10g,丹皮15g,泽泻15g,肉桂 3g,当归 15g,黄芪 20g,川芎 10g,干姜 5g,炙甘草 5g,升麻 10g,柴胡 5g,苍术 10g,夏枯草 15g,蛇舌草 30g,桃仁 10g,红花 10g,丹参 15g,凤尾草 10g,鹿含草 10g,地龙 10g,焦谷芽 30g,焦麦芽 30g。

2008 年 2 月 25 日复查 CT 示双肺小结节,与 2007 年 10 月 30 日 CT 片比无明显改变,原片所示腹主动脉前方偏右侧类椭圆形软组织密影,形态大小密度与前片大致相同,增强后强化时间及程度与正常胰腺相同,考虑为正常胰头组织,左肾阙如,左侧膈肌结构欠清,与前片无明显改变,考虑为术后改变可能性大,肝内多发血管瘤,胆囊结石。

2008 年 5 月 22 日复查 CT 示:左肾阙如,左侧膈肌结构欠清,与前片无明显改变,考虑为术后改变可能性大,肝内多发血管瘤,胆囊结石,腹腔未见明显肿瘤复发征象。全胸 DR 片示:肺未见病变。现患者精神好,胃纳可,舌淡黯红、苔白腻微黄,脉滑。

切脉针灸取穴:

(金针)章门、中脘、肓俞、天枢、气海、关元、阳陵泉、足三里、三阴交、血海、梁门、合谷、内关、曲泉、局部围针。

中药:熟地 10g,山萸肉 10g,赤茯苓 10g,山药 10g,生地 10g,苍术 20g,升麻 5g,柴胡 5g,丹皮 15g,泽泻 15g,白术 15g,当归 15g,黄芪 30g,川芎 10g,夏枯草 15g,白芍 15g,焦谷芽 30g,焦麦芽 30g,白花蛇舌草 30g,桃仁 10g,红花 10g,丹参 20g,凤尾草 10g,鹿含草 10g,藕节 10g,鳖甲 10g(先煎),路路通 10g。

按:此患者病情复杂,治疗重在调整任督脉及肾经(用补法);足阳明胃经有痰湿之邪,用泻法;患者为内脏肿瘤,取特效穴(章门、京门、带脉);此外,患者内有瘀血,取内关(左虚右实)。辨证方面,认为患者本为肾虚,舌质淡黯,说明血虚血瘀,舌苔示有湿热,脾虚有痰,内脏肿瘤取章门,大便烂,提升阳气,用柴胡、升麻、苍术燥湿,鳖甲配活血药软坚散结。

三、左侧髋骨骶骨骨膜肉瘤术后肺转移案

初诊日期:7 月 5 日。

林某,女,13 岁。左侧髋骨骶骨骨膜肉瘤术后半年,复发并肺转移。现症见:左侧髋骨和骶骨疼痛难忍,每天要吃止痛药才能入睡,精神纳眠差,时有恶心欲呕感。舌淡黯有瘀斑、苔白,脉沉细。人迎脉、太溪脉弱。检查:恶病质,中度营养不良,腹软,剑突下轻压痛。中医诊断:左侧髋骨骶骨骨膜肉瘤术后肺转移(气血亏虚,瘀血阻络)。

切脉针灸取穴：

（金针）人迎、扶突、肩井、迎香、攒竹、中脘、天枢、气海、京门、章门、带脉、内关、照海、太溪、复溜、三阴交、阴陵泉、阳陵泉、足三里、太阳。

中药处方：黄芪 30g，当归 10g，刘寄奴 10g，人参 20g，白术 10g，三棱 10g，莪术 10g，龙骨 20g，牡蛎 20g，甘草 5g，巴戟天 10g，桃仁 10g，桂枝 20g，补骨脂 10g，白芍 15g，骨碎补 10g。

二诊：7月10日，患儿诉疼痛明显减轻，现不吃止痛药也能入睡，精神胃纳较前好转。

切脉针灸取穴：

（金针）人迎、扶突、肩井、迎香、攒竹、中脘、天枢、气海、京门、章门、带脉、内关、照海、太溪、复溜、三阴交、阴陵泉、阳陵泉、足三里、太阳。

三诊：7月12日，切脉针灸取穴：

（金针）天枢、中脘、气海、人迎、扶突、肩井、迎香、攒竹、太阳、曲池、阳陵泉、足三里、上巨虚、照海、太溪、阴陵泉、复溜、血海、外陵、气旁、天突、俞府。

（银针）京门、章门、带脉、中府、云门、内关。

四诊：7月17日，患者现无疼痛，偶有恶心呕吐感，纳差，眠可。舌淡黯有瘀斑，苔白，脉沉细。人迎脉、太溪脉较前好转有力。

切脉针灸取穴：

（金针）人迎、扶突、肩井、天突、廉泉、迎香、攒竹、太阳、（右侧：内关、通里）、中脘、天枢、气海、肓俞、（左侧：京门、章门、带脉、内关、太渊）、（右侧：中府、云门、缺盆）、阳陵泉、足三里、上巨虚、丰隆、照海、太溪、复溜、三阴交、阴陵泉。

患者病情复杂，仍需继续治疗。

按：该患儿骨膜肉瘤术后并多次化疗，损耗正气，气血亏虚，整体状况差，治疗上有一定的困难，治疗的关键在于固护正气，调理气血，活血通络止痛。切脉针灸除了可以治疗疑难杂症，对肿瘤也有较好的疗效。

四、右手皮肤癌术后3年复发案

初诊日期：6月18日。

黎某，女，60岁。右手皮肤癌术后3年复发，右手切除只剩拇指和食指，现右手前臂红肿疼痛，术口溃破流水，全身情况较差。舌淡黯、苔白腻微黄，脉沉细。检查：恶病质，消瘦，右手中指、无名指和小指阙如，现右手前臂红肿疼痛，术口溃破流水。诊断：右手皮肤癌术后（气虚血瘀化热）。

切脉针灸取穴：

(金针)肓俞、中脘、阴都、气海、气旁、天突、俞府、人迎、扶突、攒竹、血海、照海、太溪、阴陵泉、(右侧：曲池、三阳络)。

(银针)天枢、外陵、足三里、阳陵泉、上巨虚、丰隆。

二诊：6 月 20 日，治疗后患者疼痛减轻，精神纳眠好转，余症同前。

切脉针灸取穴：

(金针)肓俞、天突、俞府、攒竹、中脘、阴都、气海、关元、照海、然谷、太溪、三阴交、阴陵泉、人迎、扶突、(右侧：曲池、太渊、内关、通里、偏历)。

(银针)外陵、水道、足三里、阳陵泉、上巨虚、(左侧：曲池、陷谷)。

三诊：6 月 23 日，切脉针灸取穴：

(金针)肓俞、中脘、气海、关元、阴都、攒竹、曲差、人迎、扶突、血海、阴陵泉、照海、太溪、复溜、三阴交、曲池、迎香、肩井、(右侧：内关、偏历)。

(银针)外陵、水道、足三里、阳陵泉、上巨虚、(左侧：曲池、陷谷)。

针刺后病人疼痛减轻，红肿减轻，肢体流水减少，纳可眠可，精神好转，舌淡黯、苔白，脉沉细。

四诊：7 月 7 日，切脉针灸取穴：

(金针)天枢、中脘、气海、气旁、肓俞、阴都、人迎、扶突、天突、外金津玉液、攒竹、照海、太溪、复溜、三阴交、阴陵泉、[右侧：少海、右手前臂内侧打经筋结节(手少阴经)、尺泽]。

中药处方：丹参 10g，桃仁 10g，红花 10g，当归 10g，赤芍 10g，川芎 10g，生地 10g，柴胡 15g，枳壳 10g，桔梗 10g，甘草 5g，蒲黄 10g，五灵脂 10g，伸筋草 15g，鸡血藤 10g，威灵仙 10g，牛膝 10g，乌药 10g，桑枝 10g。

现病人疼痛消失，无红肿，肢体流水量少，纳可眠可，精神好转，舌淡黯、苔白，脉沉细。仍需继续补气活血治疗，巩固疗效。

按：本病患者术后耗损正气，本虚标实，本为正气亏虚，标为瘀血内阻化热，阳明经热胜肉腐，虚实夹杂，故溃破口难以愈合。治疗宜调理气血，泻阳明经热。攻克癌症要有标准，不能单一按照肿块的大小作为标准。在消灭肿瘤的同时，要使患者恢复健康，这是我们的标准。人体的调节功能非常强大，我们要重视机体自身的抗癌力量，协助机体治疗癌症。许多研究表明，中医针灸可以调动人体的抗癌物质。针灸攻癌的具体步骤：①缓解症状，延长生命→治疗常见病的精华；②控制及缩小肿块→脏腑气血改善后的攻坚战；③消灭癌块，脏腑经络气血正常→恢复健康。

五、肝癌并肺、胸骨转移案

初诊日期:6月3日。

徐某,男,49岁。右胁肋疼痛2个月,伴消瘦、纳眠差,未做手术放化疗。现患者全身状况较差,精神疲倦,右胁肋疼痛,纳差,便烂,身体消瘦,舌淡黯、苔白腻,脉沉细。人迎脉、太溪脉、趺阳脉均较弱。检查检查:恶病质,肝右肋下4横指可扪及,质硬有压痛,表明不平,活动度差,腹水征(+)。外院腹部CT示:原发性肝癌,右上肺占位性病变并胸骨局部骨质改变,腹水,肾错构瘤不排除转移。诊断:肝癌并肺、胸骨转移(脏腑亏虚,痰瘀互结)。治法:标本兼治,补益脏腑,化痰祛瘀。

切脉针灸取穴:

(金针)梁门(左)、京门(左)、章门(左)、带脉(左)、天枢、肩井、足三里、阳陵泉、上巨虚(左)、下巨虚(左)。

(银针)人迎、中脘、梁门(右)、水道(右)、太冲、三阴交、阴陵泉、内关。

二诊:6月13日,经治疗后右胁肋疼痛稍减,精神纳眠略有改善,余同前。

切脉针灸取穴:

(金针)中脘、梁门、血海、足三里、阳陵泉、上巨虚、下巨虚、人迎、扶突、肩井、迎香、(左侧:天枢、水道)。

(银针)京门、章门、带脉、合谷、内关(右)、曲池(左)、阴陵泉、三阴交、(右侧:足三里、阳陵泉、上巨虚、天枢、水道)。

三诊:6月16日,切脉针灸取穴:

(金针)左侧:期门、梁门、天枢、外陵、足三里、阳陵泉、上巨虚。

(银针)(右侧:巨阙、上脘、中脘、下脘、气海、梁门、天枢、外陵、合谷、三阳络、足三里、阳陵泉、上巨虚)、京门、章门、带脉、内关(左)、阴陵泉、三阴交、公孙、然谷、人迎、天鼎。

中药处方:谷麦芽各30g,当归15g,枸杞子15g,鸡血藤30g,熟地15g,鳖甲10g,神曲15g,猪苓15g,穿山甲10g,山楂15g,茯苓15g,台乌10g,黄芪15g,穿破石15g,党参15g,白术15g。

四诊:6月26日,患者右胁肋疼痛明显减轻,精神好转,食欲增加,大便正常,眠可,一般状况良好。舌淡黯、苔白腻,脉沉细。人迎脉、太溪脉、趺阳脉均较前有力。

切脉针灸取穴:

（金针）肓俞、气海、中脘、阴都、上脘、天突、外金津玉液、攒竹、照海、太溪、阴陵泉、三阴交、外陵、章门、京门、带脉、（左侧：阳陵泉、足三里、上巨虚、梁门、天枢）。

（银针）右侧：日月、期门、梁门、章门、京门、带脉、内关、肩井、足三里、阳陵泉、上巨虚。

五诊：7月22日，切脉针灸取穴：

（金针）左侧：梁门、天枢、外陵、水道；右侧：阳陵泉、足三里、上巨虚。

（银针）人迎、扶突、肩井、章门、京门、带脉、腹部围针、上脘、中脘、下脘、天突、阴陵泉、三阴交、太冲、（右侧：梁门、天枢、外陵、水道）、（左侧：阳陵泉、足三里、上巨虚）。

患者经治疗精神纳眠好转，右胁肋疼痛明显减轻，二便调，舌淡黯、苔白，脉沉细。人迎脉、太溪脉、跌阳脉均较前有力。

按：攻克癌症要有标准，不能单一按照肿块的大小作为标准。在消灭肿瘤的同时，要使患者恢复健康，这是我们的标准。人体的调节功能非常强大，要重视机体自身的抗癌力量，协助机体治疗癌症。许多研究表明，中医针灸可以调动人体的抗癌物质。本病患者胸胁疼痛难忍，普通西药镇痛效果差且副作用大，中医针灸止痛有较好疗效。胸痛主穴为大陵、内关、丘墟、照海。胁痛主穴为期门、章门、支沟、阳陵泉、内关、丘墟。可以根据病人具体情况辨证使用。

六、左肺癌伴骨、脑转移案

初诊日期：6月10日。

童某，男，50岁。咳嗽胸痛半年，伴头痛1个月，伴咯血，纳眠差，大便干结。外院CT提示左肺癌骨、脑转移。现一般情况较差，精神疲倦，头痛，咳嗽胸痛，咯少量血丝痰，纳眠差，大便干结。舌淡黯、苔白腻微黄，脉细滑。人迎脉急。检查：恶病质，左肺呼吸音减弱明显。诊断：左肺癌骨、脑转移（肺脾肾虚，痰瘀毒结）。治则：标本兼治。

切脉针灸取穴：

（金针）中脘、太仓、大横（右）、腹结（右）、迎香、人迎、扶突、肩井、阳陵泉、大陵、内关、丘墟、照海、（右侧：足三里、上巨虚、丰隆）。

（银针）（左侧：章门、京门、带脉、膻中、中府、云门、乳根、天枢、阴陵泉）、（右侧：太渊、止咳奇穴）。

中药处方：蝉蜕10g，蚤休15g，黄芪30g，丹参15g，守宫10g，八月札30g，瓜蒌 10g,半枝莲 30g,血竭 10g,王不留行 10g,鱼腥草 15g,威灵仙 10g。

二诊:6 月 13 日,患者针刺后胸痛减轻,食欲增加,一般情况好转,余同前。

切脉针灸取穴:

(银针)中脘、梁门、带脉、章门(左)、京门(左)、外关、内关、曲池、期门、肩井、天突、璇玑、膻中、足三里、阳陵泉、血海、梁丘(左)、阴陵泉、上巨虚(左)。

三诊:6 月 20 日,切脉针灸取穴:

(金针)肩井、缺盆、膺窗、乳根、天枢、梁门、外陵、[左侧:章门、京门、带脉、大包、合谷、通里、内关、耳穴(肺)]、足三里、阳陵泉、上巨虚、丰隆、经外奇穴(平乳根外 3 寸 1 穴,此穴下 1 寸 1 穴;平日月期门外 2 寸各 1 穴)。

中药处方:蝉蜕 10g,蚤休 15g,黄芪 30g,丹参 15g,守宫 10g,八月札 30g,瓜蒌 10g,山药 30g,血竭 10g,王不留行 10g,鱼腥草 15g,法夏 10g。

经治疗患者全身状况明显好转。现精神纳眠可,无头痛,咳嗽但无胸痛,无咯血,二便调。舌淡黯、苔白,脉细滑。人迎脉较前缓和。

按:肺癌的患者多数伴有咳嗽症状,而咳嗽的治疗并不简单,咳嗽的特效穴即止咳穴,位于肺经上,太渊上 2~4 寸之间;重点选择尺泽、鱼际、天突、肺俞、灸心俞、云门、中府等穴位。五脏六腑均可引起咳嗽,咳嗽与肺有关,肺经病咳嗽取肺经的穴位。总则:治脏治其俞,六腑取合穴,肺热取少商,胸痛主穴为大陵、内关、丘墟、照海。通过切脉辨证,可以了解病邪性质、疾病部位及病势的深浅,指导针灸手法及补泻原则,以克服针灸盲目性,明显提高疗效。

七、肾透明细胞癌术后肺骨转移案

初诊日期:6 月 16 日。

花某,男,45 岁。肾透明细胞癌术后半年,CT 示肺骨转移,于 5 月进行化疗,方案为白介素＋干扰素＋ 5-FU,化疗过程中病人出现严重的呃逆和呕吐,随即停止化疗,呕吐症状有所缓解,但呃逆未止,夜间难以入睡,经针灸、理疗、康复等科多次处理,效果不明显。现患者呃逆不止,夜间难以入睡,精神疲倦,伴有呕吐,咳嗽,纳差。舌淡黯尖红、苔白,脉沉细。左寸稍滑,人迎脉、寸口脉、趺阳脉及太溪脉俱弱。检查:恶病质,精神差,腹软,剑突下轻压痛。余无特殊。诊断:肾透明细胞癌术后肺骨转移(肺脾肾虚,痰瘀内阻)。

切脉针灸取穴:

(金针)天枢、肓俞、水道、关元、鸠尾、中脘、人迎、扶突、足三里、阳陵泉、上巨虚、丰隆、阴陵泉、照海、太溪、三阴交、公孙。

（银针）内关、大陵。

施针过程中，病人有呕吐感，咳嗽，但未吐出；留针10分钟时，病人呃逆止住，未再有呕吐感和咳嗽，直至出针，患者未再有呃逆。后据家属反应，患者夜间没有呃逆，可以入睡。

二诊：6月18日，患者近2日无呕吐及呃逆，仍咳嗽，夜眠差，胃纳稍好转。舌淡黯尖红、苔白，脉沉细。左寸稍滑，人迎脉、寸口脉、趺阳脉及太溪脉弱。

切脉针灸取穴：

（金针）天枢、肓俞、气海、气旁、关元、水道、内关、大陵、阳陵泉、足三里、阴陵泉、公孙、照海、三阴交、上巨虚、阴都、京门、期门。

（银针）印堂、鱼腰、迎香、地仓、头临泣、天突、俞府、人迎、扶突、肩井、鸠尾、中脘、梁门。

三诊：6月20日，患者呃逆不止又作，无呕吐，仍咳嗽，纳眠欠佳。余症大致同前。

切脉针灸取穴：

（金针）天枢、肓俞、关元、气穴、归来、照海、然谷、阴陵泉、太溪、复溜、三阴交、中脘、足三里、阳陵泉、上巨虚、合谷、曲池、人迎。

（银针）梁门、天突、肩井、阴都、迎香、三阳络。

中药处方：丁香5g，柿蒂15g，旋覆花10g，附子5g，肉桂5g，熟地10g，山萸肉10g，山药10g，丹皮10g，茯苓10g，泽泻10g，龟板15g，鳖甲15g，天葵子15g，煅牡蛎30g，半边莲30g，全蝎10g，麦芽30g，法夏10g，苦参10g。

四诊：6月25日，患者呃逆已止，右侧胸部隐痛，纳眠可，二便调，舌淡黯、苔白，脉沉细。

切脉针灸取穴：

（金针）肓俞、气旁、气穴、天枢、归来、水道、（足少阴肾经排针）、足三里、阳陵泉、阴陵泉、照海、太溪、复溜、三阴交。

（银针）人迎、扶突、肩井、迎香、攒竹、中脘、阴都、太仓、日月、期门、耳穴（肾）、合谷、三阳络。

五诊：7月10日，患者精神稍好转，咳嗽、胸痛稍减，咯黄痰，纳眠差，舌淡黯、苔薄黄，脉沉细滑。

切脉针灸取穴：

（金针）天枢、中脘、肓俞、气海、关元、气旁、外陵、阳陵泉、足三里、上巨虚、照海、太溪、复溜、三阴交、血海、阴陵泉、内关。

（银针）人迎、扶突、肩井、天突、迎香、攒竹、曲池、中府、丰隆。

六诊：7月18日，胸痛减轻，咳痰减少。

切脉针灸取穴：

（金针）鸠尾、上脘、中脘、下脘、气海、阴都、肓俞、气旁、止咳奇穴、然谷、照海、太溪、复溜、三阴交、阴陵泉、天枢、外陵、阳陵泉、足三里、上巨虚。

（银针）人迎、扶突、迎香、太阳、合谷、梁门、丰隆、针刺胸腹部红点、（左侧：京门、章门、带脉）。

按：该患者肾癌晚期，化疗后损伤正气，脏腑虚弱，痰瘀内阻，心肾不交，胃气上逆，呃逆不止。病情较为复杂，治疗上宜标本兼治。初步予补肾纳气，化痰活血为主，佐以泻心火。针灸和药物使用原理一样，会出现"耐针"的问题，晚期肿瘤病人治疗要持续，间断后整体调理又要重新开始，治疗上难度加大，效果欠佳。患者胸痛加重时，要注意理气活血止痛。另针刺人体皮肤上的红点可以清热消炎，促进血液循环。针刺人体皮肤上的黑痣可以补肾纳气。患者病情复杂，仍需继续治疗。

以上介绍的全是近几年切脉针灸配用中草药治疗的癌症病案。大家知道，现代肿瘤学在临床上不讲治愈的，是以生存期的长短来评价治疗效果的，那我们来看几个几十年以前的切脉针灸配用中草药临床治癌病案。

八、切脉针灸配用中药治疗晚期食管癌

范某，男，33岁。1969年3月因进流汁困难，胸骨后剧痛，并有发热、恶心，呕吐大量黏液，形体消瘦，需人扶着行走，曾用过化疗，由于病情继续恶化而来就诊。某医院会诊专家估计"最多活1周"，属已不能手术和放疗的晚期食管癌。

中医四诊：患者形体消瘦，面色苍白，神衰体倦，舌质淡胖有瘀点，苔白厚腻。语言低弱，人迎与太溪脉弱。

西医检查：白细胞计数 $2.9 \times 10^9/L$，红细胞计数 $2.1 \times 10^{12}/L$。食管X线摄片：癌肿长达14cm以上，表面有广泛溃疡（图4-3）。食管涂片：癌细胞阳性，鳞状细胞癌（图4-4）。

中医辨证：噎膈（气血两亏，痰湿瘀阻型）。

治疗过程：

第一阶段：1969年4—5月初切脉针灸：

主穴：天鼎、止呕、巨阙、上脘、中脘、内关、足三里。

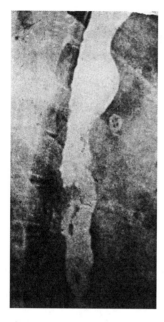

图 4-3 治疗前食管 X 线
摄片,癌肿长达 14cm 以
上并伴有溃疡

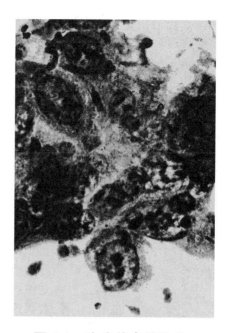

图 4-4 治疗前食管涂片,
癌细胞阳性(鳞状细胞癌)

配穴:肺俞、厥阴俞、心俞、膈俞、脾俞、压痛点。

放血疗法:咽部两侧针刺放血(用于改善进流汁亦困难者),对改善吞咽困难有效。放血部位在扁桃体前腭下方。放血方法用自制长柄三棱针,每侧快速针刺 3~4 次。针刺后嘱患者用力咳嗽,吐出黏液及痰血。放血前后,用朵贝液漱口,以免感染。

注:止呕穴位于廉泉穴与天突穴连线之中点,针刺时针尖向下斜刺。

中药配方:急性子 30g,半枝莲 30g,红枣 10 枚,陈皮 12g,半夏 12g,茯苓 9g,甘草 9g,桂枝 12g,苍术 9g。水煎服,1 日 1 帖分 2 次服。

经切脉针灸配用中草药治疗 1 个月,发热胸痛消失,进食明显好转,能吃干饭 1 天 500g,体重增加 6kg,但 X 线摄片癌肿病灶比前发展,长约 16cm。

第二阶段:1969 年 5—7 月。

切脉针灸取穴:止呕、天鼎、巨阙、上脘、中脘、肺俞、太渊、肝俞、曲泉、膀胱俞、至阴、复溜、太溪、太冲。

中草药方:代赭石 18g,旋覆花 12g,半夏 9g,南星 9g,半枝莲 30g,锁阳 12g,菟丝子 9g,合欢皮 9g,夜交藤 9g,瓜蒌仁 9g,蟾蜍 9g,莱菔子 9g。水煎服,1 日 1 剂,2 次分服。

经 3 个月治疗,患者自觉症状完全消失,如病前一样健壮。

X线摄片:癌肿明显好转,溃疡消失。

第三阶段:1969年8—11月初。

切脉针灸取穴:止呕、天鼎、巨阙、上脘、中脘、胃俞、三焦俞、膀胱俞、足三里、阳池、昆仑、内关、申脉、复溜、太溪、太冲。

中草药方:急性子30g,半枝莲30g,甘草6g,黄芩9g,射干12g,三棱15g,莪术15g,莱菔子9g,黄药子15g,藕节30g,当归9g,瓜蒌仁15g,煅牡蛎30g。经过半年多治疗病人体重增加20kg,进食恢复到病前1日1kg(患者原为重体力劳动装卸工)。

X线摄片:食管壁光滑无异常发现(图4-5)。食管涂片:无癌细胞发现,只见正常细胞(图4-6)。患者癌肿消失,恢复健康,临床治愈,回江西原单位仍做装卸工,随访至1993年,24年健在。

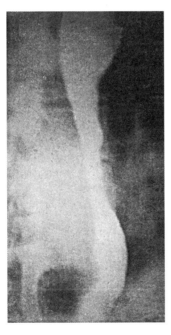

图4-5 治疗7个月后,食管X线摄片食管光滑,基本治愈

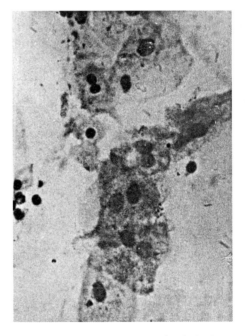

图4-6 治疗7个月后,食管涂片无癌细胞发现,只见正常的鳞状细胞

(一)评论与分析

1. 评论 癌症是目前危害人类健康最严重的疾病之一,很多国家已上升为第一死亡原因。征服癌症是人类的心愿。西医大多注重手术、放疗和化疗,但至今尚未能攻克癌症。所以促使很多医学家另找新法。作者从临床实践中发现,切脉针灸配用中草药治疗癌症是一条值得探索的途径。

在临床中笔者根据切脉诊断出内脏和经络病变,然后进行取穴治疗了不少晚期癌症病人。经过总结归类,以最常用的穴位为主,得出了以下的癌症配方。介绍的配方适用于初学针灸治癌,而尚未掌握切脉辨证前使用。在掌握了切脉诊断内脏和经络病变后,要以整体调整经络和内脏病变为主,对这些配方的穴位还是要考虑的。用这些穴位治疗后,大多数能起到缓解症状、减轻病痛和延长生命的作用,一般可延长 3~6 个月,个别病人肿块可消失,恢复健康。

2. 辨证分析

(1) 食管癌的辨证选穴

1) 主穴:天鼎、止呕、巨阙、上脘、中脘、内关、足三里、厥阴俞、膈俞、脾俞。

2) 配穴:根据癌变所处部位决定的配穴。

颈段:天窗、人迎、扶突、气舍、大杼、肩中俞、风门、脾俞、大椎、身柱、中府、压痛点。

中段:气户、中府、膻中、乳根、承满、膏肓、肺俞、心俞、魄户、神藏、压痛点。

下段:乳根、期门、不容、承满、梁门、肝俞、心俞、肾俞、压痛点。

(2) 耳针配穴:耳部压痛点,耳部瘀斑色素点,耳诊测定敏感点。

(3) 症状治疗

胸骨后疼痛:①华盖,乳根;②胸前六穴(胸骨两侧的肋间隙);③内关。

背部疼痛:①对应压痛点;②外关、后溪。

进食梗阻:①内关:针向上感应达胸前。②放血疗法:咽部两侧针刺放血(用于患者初来就诊进流汁亦困难时),对改善吞咽困难有效。放血部位在扁桃体前腭下方。放血方法用自制长柄三棱针,每侧针刺 3~4 次。针刺后嘱患者用力咳嗽,把黏液及痰血吐出。放血前后,用朵贝液漱口,以免感染。

(二) 食管癌的辨证用药

在中医学中,应用针灸和中草药的基本理论是一致的。特别是针灸调整经络及内脏与中药的归经及归脏,在临床运用时可以融会贯通。我们在临床上反复应用药物归经归脏后,选用对较多病人有效的处方。单用这些处方,在治疗初期确实起到缓解症状和延长生命的疗效。但癌症病情是千变万化的,治疗到一定阶段后,单用这些处方是不够的,需要根据对病人切脉来辨证配方,或重点选用相应的抗癌草药。

1. 辨证配方

(1) 气滞痰湿型:脉滞,舌苔厚腻,黏液多,胸脘痞闷胀痛。

急性子 30g,半枝莲 30g,红枣 10 枚,陈皮 12g,半夏 12g,茯苓 9g,甘草 9g,

苍术 9g,桂枝 12g。

(2) 湿热型:脉滑数,舌黯红、苔黄厚,胸部肿痛,大便干结,口干咽喉痛,喜冷饮。

香附 9g,乳香 6g,没药 6g,木香 12g,郁金 9g,醋三棱 9g,莪术 9g,陈皮 9g,远志 9g,姜竹茹 9g,川楝子 12g,延胡索 12g,大黄 3g,白花蛇舌草 30g,石见穿 30g。

(3) 血瘀型:脉涩或细弦,舌红紫有瘀斑,胸背疼痛为主,咳吐黏液中带血。

黄芩 9g,甘草 6g,射干 12g,三棱 15g,莪术 15g,莱菔子 9g,荆芥 6g,黄药子 15g,藕节 30g,当归 9g,煅牡蛎 30g,瓜蒌仁 12g。

(4) 阳虚痰湿型:脉细软,舌淡、苔腻(贲门癌病人多见),呕吐黏液多,怕油腻。

代赭石 18g,旋覆花 12g,半夏 9g,莱菔子 9g,制南星 9g,半枝莲 30g,锁阳 12g,菟丝子 9g,合欢皮 9g,夜交藤 9g,瓜蒌仁 9g,蟾蜍 9g。

(5) 阴虚型:脉沉细或细数,舌光、绛干,吞咽梗阻严重,多见于恶病质晚期病人。

绿萼梅 9g,石膏 9g,北沙参 9g,建兰叶 9g,蔷薇花 6g,荷花 9g,佛手 6g,香附 6g,陈皮 6g,谷麦芽各 9g。

2. 单味抗癌中药 斑蝥,石打穿,三棱,天龙,黄药子,白花蛇舌草,硇砂,蟾蜍,八月札,核桃树枝,南星,急性子,半枝莲,半夏,石见穿,紫金牛,蛇六谷,威灵仙,葵树子。

例如,某食管癌患者曾在笔者处治疗时,经切脉诊断阴经全部明显虚,阳经中膀胱经和手足阳明经也虚,结合舌诊,伴有瘀血。患者似乎已气息奄奄,进食极端困难,这样就使病人处在危在旦夕的险恶境地。食管黏液是使病人引起进食困难的重要原因之一,其产生于腮腺、颌下腺、舌下腺 3 对腺体。治疗中,一方面找与针灸有关的穴位使胃肠道蠕动正常,来缓解食管进食梗阻;另一方面对 3 对腺体分别用针灸、中草药以堵黏液产生之"源",这样食管黏液明显减少,患者口张大了,进食也增加了,整个机体条件得到了改善。

再按中医理论,胸腹肿瘤属任脉病,这与切脉针灸也是符合的(任脉为阴经之海),就针刺了任脉上的穴位(止呕、巨阙、上脘、中脘等)。又根据临床经验,头颈部穴位与内分泌关系密切,而调整内分泌有利于增强机体免疫能力,又因患者手阳明经虚,所以加用天鼎穴。为了改善整个机体状态,故采用了胸腹腔疾患特效穴内关,以及足阳明胃经上的全身强壮穴足三里。又由于病人瘀血较严重,就配用了咽部放血法。最后对针刺手法作了进一步研究,感到快速针刺适用于常见病、功能性疾病。但癌是器质性疾病,需采用留针,这样对机体有长久持续作用,有利于消除肿块。又因患者体质虚弱,不能适应体内剧烈变化,因此需采用中弱刺激。这样治疗了3个月后,病情就有显著好转。切脉中也发现体内起了明显变化,后又发现,病人右肺经、膀胱经和肝经虚,心包经实,据虚则补之、实则泻之的治则,又分别给予补肺(肺俞、太渊)、补肝(肝俞、曲泉)、补膀胱(膀胱俞、至阴)之虚,攻心包经(大陵)之实之法,这样治疗后再切脉发现肝经虚上加虚。

原来人体各经络是相互联系,互相斗争,互相依存,互相制约的。按中医理论,肺经与肝经是"此长彼消,相生相克"的。因此当肝经与肺经同时补虚时,肝经受肺经所克,虽补而得不偿失。于是又改变了针刺方案,确定了以补肝经虚为主,按"虚则补其母"的原则,针刺穴位又重点放在肝经的母经——肾经上(复溜、太溪)。解决了肝经虚之后,其他次要的经络,如肺经虚也要解决,笔者就在肝经上取了补肺的太冲穴,这样既补肺经,又不影响肝经,又治疗了3个月,病人就痊愈了。

- 针灸治癌的原理探讨

我们在内科实验室专家的协助下,运用淋巴细胞转化试验和斑蝥发疱试验检查切脉针灸后病人体内免疫功能时发现,凡病情好转,癌块缩小和稳定的患者,体内免疫功能增强或稳定,反之免疫功能下降和不稳定。

斑蝥发疱试验检查结果:经过切脉针刺后,癌块缩小和好转病人体内免疫功能与正常人相同,而未经针灸治疗的其他治疗组,病人体内免疫功能差,这进一步证明了切脉针灸能激发体内免疫功能来战胜癌症(表4-1)。

表4-1　90例恶性肿瘤病人与20例正常人吞噬活力比较表

组别	例数	吞噬		能力		*显著性检测
		百分比平均数	标准误	百分比平均数	标准误	
正常组	20	64.70	2.43	1.434	0.090	
针灸治疗食管癌组	26	56.70	4.67	1.18	0.06	$P>0.05$
淋巴网状内皮系统肿瘤组	10	44.70	5.80	0.88	0.15	$P<0.01$
肝癌组	42	54.50	2.80	1.09	0.08	$P<0.05$
肺癌及其他	12	56.16	3.65	0.935	0.039	$P<0.01$

上表中除食管癌外,均非针灸治疗。*均指不同肿瘤组与正常组之间的比较。

检查 90 例各种恶性肿瘤病人及正常人巨噬细胞的吞噬功能时发现,除了以针灸治疗为主并有一定疗效的 26 例食管癌患者以外,肿瘤病人的巨噬细胞吞噬活力均明显较正常组为低,食管癌组与正常人组结果相近,可能与针刺后调动机体防御能力有关。

笔者又在上海技术物理研究所和纺二医院专家协助下进行癌症病人切脉针灸前后热象图观察,发现针灸前后热象图有明显变化。

近代科学实验证明,针刺后,能使人体红、白细胞明显增多,肝网状内皮系统活动增强,还原型谷胱甘肽在肝脾内的含量增多,从而促使网状内皮细胞分裂加快和体液免疫效价滴度上升,调动了体内抗癌力量,起到吞噬癌细胞的作用。另一方面,针刺又能激起人体细胞膜中环腺苷酸(cAMP)、生物电现象和磁共振的产生。现代科学已经证明,cAMP 能使癌细胞转化成正常细胞。磁共振也有可能使癌细胞内水分子排列从无序向有序转化,从而完成癌细胞向正常细胞转化。针灸伴有生物电现象,生物电的作用能否改变癌细胞中水分子的排列,尚有待于进一步探索。针灸又能使人体毒性反应的防御功能和脑垂体或肾上腺活动增强,以抑制或缓解症状。针灸可以使内脏神经得到调节,促使内脏功能恢复正常等等(表 4-2)。

表 4-2　针灸治癌原理

针灸	红白细胞明显↑	致敏淋巴结细胞吞噬癌细胞	癌
	肝网状内皮系统活动↑	吞噬肿瘤细胞	
	环式磷状腺苷 cAMP ↑	可以使癌细胞转化为正常细胞	
	免疫效价滴度↑	体液免疫	
	对机体毒性反映的防御功能↑	缓解症状	
	血清备解素↑	减轻病毒侵害	
	还原型谷胱甘在肝脾等↑维持 HS 酶活动	网状内皮系统吞噬癌细胞	
	血浆中钙钠钾↑乙酰胆酶活动↑	使癌症病人乙酰胆碱↓	
	脑垂体、肾上腺活动↑	抑制或缓解癌症症状	
	调节内脏神经	癌症病人内脏功能恢复正常	
	生物电现象,磁共振	使癌细胞的水分子排列有序	
	激发和增加抗癌基因(如 P53)	抑制和消灭癌细胞	

切脉针灸辅以中草药治癌之所以有成效,笔者认为是因为将中医的辨证论治结合西医的客观诊断,通过切脉有的放矢地进行确有成效的针灸,从而达到较好治疗的目的。

九、切脉针灸配用中药治疗原发性肝癌

徐某,男,57 岁。门诊号 51833。因右上腹疼痛 1 个月余,进食后上腹烧灼感,泛酸水,伴疼痛,胃纳差,大便色黑,尿黄,在牡丹江铁路医院检查:AFP 血凝实验 ++/10(阳性)。同位素扫描:肝右叶上外侧占位性病变,符合肝癌伴硬化。1980 年 7 月 23 日 AFP 血凝实验 ++/10(阳性)。1980 年 8 月 28 日同位素扫描:肝右叶占位性病变。1980 年 8 月 30 日胸部 X 线摄片:右横膈隆起,符合肝癌。

切脉发现,脉软、滑、速,人迎脉大,手足阳经实、肝经有热毒。取穴:耳尖、小海、天井、厉兑、阳辅、束骨、申脉、太渊、日月、期门、食仓;同时配用生命信息治疗仪和激光针刺、中草药治疗。3 周后,体重增加 1.5kg,发热消失,胃纳增加;但有胃酸,头痛,肝区胀。这时切脉发现:脉滑数,说明胆经、阳跷经实,肝经仍有热毒。取穴:①申脉、仆参、天池、巨阙、日月、期门、少海;②阳辅、光明、列缺、天突、足窍阴、曲泉,轮换扎针;同时采用肝区围针。治疗到 1980 年 11 月,患者上腹部痛、烧灼感消失,胃纳每天达 600g 以上,二便正常,体重增加 2.5kg,自觉无明显症状。1980 年 11 月 1 日 B 超复查:肝区波型改变以硬化可能大。1980 年 11 月 6 日 AFP:阴性。1981 年 1 月 3 日同位素扫描:肝右翼下角萎缩,左翼相对增大。现已完全恢复正常。(图 4-7~ 图 4-12)

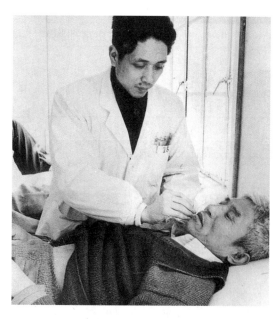

图 4-7　门诊切脉针灸

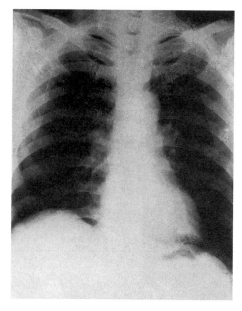

图 4-8　徐某,治疗前 X 摄片:右横膈隆起,符合肝癌

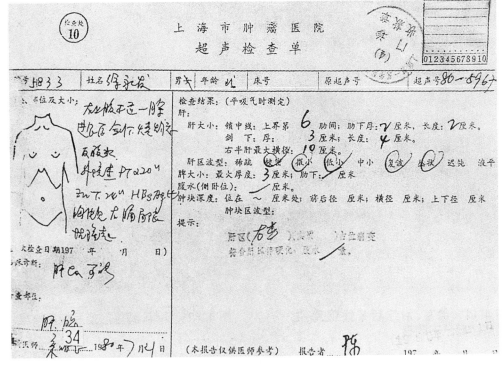

图4-9　徐某,治疗前超声检查:肝区右半占位性病变,符合肝癌伴硬化

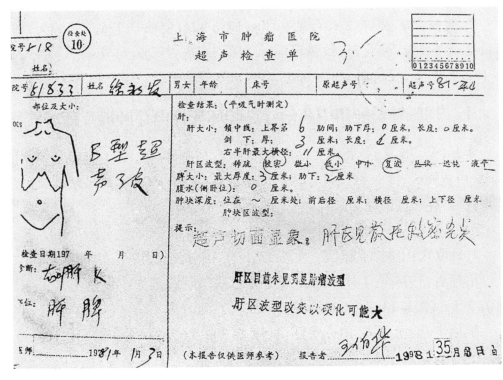

图4-10　治疗后,肝区未见明显肿瘤波型,仅有可能为硬化的改变

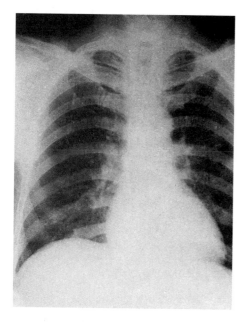

图 4-11　徐某,治疗后 X 线摄片:右横膈隆起已不明显

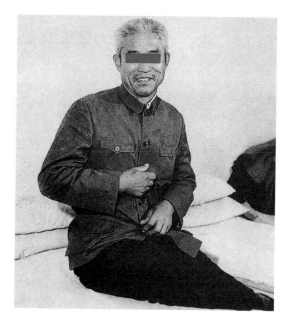

图 4-12　徐某,肝癌治疗后恢复健康

配用中药方:

1. 党参 30g,赤茯苓 60g,厚朴 18g,木香 9g,槟榔 30g,陈皮 12g,泽泻 30g,丹参 12g,铁树叶 60g,白花蛇舌草 30g,海金沙 30g,白茅根 60g,磁朱丸 15g。

2. 丹参 20g,茵陈 30g,石见穿 30g,白芍 12g,金钱草 12g,苡仁 30g,山药 12g,土茯苓 15g,附子 3g,败酱草 30g,大黄 3g,虎杖 15g,红花 3g,郁金 9g,乌药 12g,乳香 9g,没药 9g,泽泻 9g。

十、切脉针灸配用中药治疗鼻腔坏死性肉芽肿放疗后肺转移

李某,男,38 岁。鼻腔坏死性肉芽肿,放疗后肺转移。1973 年 10 月因胸痛,咳嗽,声音嘶哑,经 X 线摄片诊为两肺广泛转移,于 1974 年 2 月来针灸治疗。病理会诊:坏死性肉芽肿。

治疗方法:耳针法配合用全身取穴。

耳针取穴:上肺、下肺、心、大肠、肾上腺、内分泌、皮质下、鼻咽部、胸。

治疗后,1974 年 4 月肺部 X 线摄片示双肺阴影消失。恢复正常工作,已随访 9 年。(图 4-13~ 图 4-15)

配用中药:金银花 10g,浙贝 6g,苇茎 30g,薏苡仁 30g,丝瓜络 10g,杏仁 9g,甘草 6g,葶苈子 6g,陈皮 12g,法半夏 12g,附子 6g,焦谷麦芽各 9g,石见穿 30g,大枣 10 枚,半枝莲 30g,寻骨风 30g。

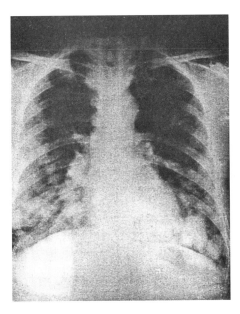

图 4-13　李某,治疗前 X 线摄片见两肺阴影,考虑双肺广泛转移

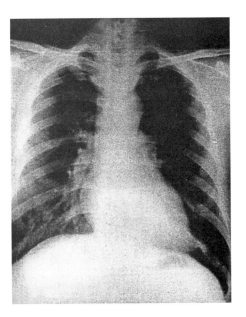

图 4-14　李某,治疗 2 个月后,X 线片见双肺阴影消失

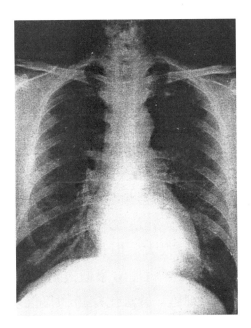

图 4-15　治疗 1 年后,X 线片见双肺正常

第五节 漫谈癌症的治疗

一、至今未能攻克癌症的原因

西医的三大疗法(手术、放疗、化疗)承担了目前癌症治疗的主要任务。纵观其三大疗法的发展历程,可以弄清楚为什么西医到目前为止还没有攻克癌症的原因。首先来讲西医的外科手术,其将着眼点放在癌症肿块,意图拿掉这个肿块,但术后不久就复发,外科专家于是总结经验,认为手术切除不彻底,所以行扩大手术、扩大根治手术,这说明它是希望能根治癌症,但病人仍会复发,以往西医认为手术范围还不够大,所以再扩大,成了超根治术。这名称本身就有点问题,已经根治了,怎么再去超呢? 这说明西医既往治疗肿瘤在思想方法上出了问题,连手术医生自己也承认,手术不是一劳永逸,术后还要继续治疗,没有说做了手术就保险了。澳大利亚曾经有一个直肠癌患者,他手术做掉了半个身子,最后这病人还是很快死亡。这说明你即使做了大半身也不能解决癌症复发问题。

化疗也是如此,它把整个着眼点放在癌块大小和癌细胞上,想通过化疗药物把癌细胞杀灭,缩小肿块。纵观化疗药的发展历史,一般每几年就有一个飞跃,但用到现在反而有的老药效果较好,这是为什么呢? 因为许多化疗药物用动物做实验效果不错,包块缩小很快,但用到人身上不是这样。当年在肿瘤医院工作的时候,发现癌症化疗时,初期几个疗程有效果,但在持续化疗几个疗程后,有时会出现反弹现象,肿瘤非但不减小,反而长得更快更大。像这种情况,临床医生一般采用加大化疗药剂量、改变化疗药物或联合化疗的办法。为什么会出现肿瘤反而长得更快的问题呢? 有病理专家曾经做过实验,当癌症肿块放在培养器中,通过化疗药物一般可杀灭 80% 的癌细胞,其杀伤力很大。但是到一定时候肿瘤又增大了,增大以后,化疗药物再也没有用处。病理学家通过研究认为,癌症肿块组成除了癌细胞外,还有很多纤维细胞。通常化疗药物仅仅杀灭了表浅的癌细胞,而纤维细胞并没有被杀灭,致使位于癌症肿块中心的癌细胞得到纤维细胞的保护,化疗药物根本接触不到它。纤维细胞经过一段时间后,逐渐适应了化疗药物,并把它当做营养,故长得比原来还快,癌块中心的癌细胞就跟着它长,从而使化疗药物失效,这就是有时候临床化疗一定时间后,肿瘤反而会生长更快更大的原因。

放射治疗也是同样的道理。

目前西医发展相当快,比如肾脏移植、肝脏移植,现在连心脏也能移植了,颅脑可以开刀,神经可以再植,可以说西医已经到了相当精确的地步,但为什么至今还没有攻克癌症,其原因何在呢? 不是它的医术不行,而是它的思想有问题,他的思路有问题。西医将重点放在癌症肿块或癌细胞上,认为只要把癌症肿块切掉,把癌细胞杀灭,癌症就治愈了。实际上并不全是这么回事。癌症疾病是一种全身性疾病,癌症肿块只是全身性疾病的局部表现,你不能够把它单看做癌症肿块或癌症细胞。癌症疾病不等于癌块,也不等于癌细胞,两者之间不能画等号。如果想单独解决癌块或癌细胞,癌症疾病是不可能治愈的。

我们应首先考虑癌症是全身性疾病,再同时着眼于解决癌症肿块和癌细胞,这样肿瘤治愈才有希望。在以前,要说明这个问题可能有困难。现代科学研究已经证明:癌症与基因有关。基因存在于人体每个细胞的DNA当中,你仅着眼于病变的癌细胞,其他细胞的基因仍未改变。人体内含有癌基因,同时也含有抑癌基因,通常情况下二者之间保持动态平衡,相互抑制,癌基因处于静止状态,一旦失去平衡,则癌基因被激活,就会促使癌细胞快速生长,于是就产生了癌症。所以癌症是全身的问题,不是一个局部的癌细胞问题。

由于科学发展还很有限,目前运用基因来认识癌症还可以,但要用其治疗癌症,则时机还不成熟,还需进一步深入研究。而中医的许多方法,机理虽然不太清楚,但运用其黑箱理论,可以知道人体的问题出在什么地方,通过人体反馈的信息可以知道体内的变化,这其中应该有对基因的调节,虽然目前还没有直接的证据来证明,但其客观存在,关键是如何用现代科学技术方法去证明而已。

西医目前治疗肿瘤可以说已经进入了瓶颈,它走的是一种破坏性治疗。而中医则使人体保持完整,恢复健康,这才是真正的人性化治疗。西医将中心放在肿瘤大小上,这一点不太合适。之前在肿瘤医院工作时,每天诊疗上百个肿瘤患者,其中有的患者肿瘤很大,比如肉瘤,有篮球那么大,但其还能每周坚持来门诊就诊,还可以做一些轻微的日常家务,而在急诊抢救的一些癌症患者,其肿块其实只有鸡蛋那么大,这为什么呢? 其实急救室里抢救的不是肿瘤本身,而是在抢救心力衰竭、肝衰竭、肾衰竭等内脏衰竭,这些内脏的衰竭其实并不完全由肿瘤造成，许多是因为错误的医疗造成的。化疗药从中医来讲是毒药，古人用毒药至六分即可，而现在化疗药一般用到肿块消失还要再用以期起预防作用，其实化疗并不能完全预防肿瘤的复发和转移，用的不对，是要引发肿瘤的，放疗也同样如此。作为医生，我们应当体会患者的痛苦感受，即使不能治好他们的疾病，但也不能再增加他们的痛苦。

虽然西医治疗癌症的思想、思路有问题，但是我们不能完全否认西医学对肿瘤治疗研究的巨大贡献，它的许多研究成果比如诊断标准等我们可以拿过来为中医所用，但要在其基础上，研究出适合我们中医自己的标准：恢复健康、肿瘤消失。

有人讲西医没有攻掉癌症，而你中医也没有攻掉啊。中医为什么没有攻掉癌症，有其特殊的原因：一，中医历史上没有肿瘤学，癌症疾病一般分散在各个疾病里面，它无法集中地来进行研究。其实我们古代的名医治愈的个别病例也很多，我们可以看到很多医案有类似于现在的癌症症状的疾病。二，中医往往有一个不足之处，就是以症状为主，很多老中医看病的时候，病人能吃能睡能拉，没发热，那就结束了，解决了，病人也觉得好了，但到医院一查，肿瘤却大了，按照西医的结论，病情恶化了。在临床上往往就碰到这种事情。因此，西医普遍有个看法，中医看癌"是癌看不好，看好不是癌"。肿块大了，怎么能算看好呢？看好了，查一查发现本来就不是癌症。

总而言之，中医走的路和西医不一样，西医是切除、消灭；中医是协助机体，把变坏的消灭，把能改造的改正过来，继续为我所用。因此，要想攻克癌症，首先要解决思想认识问题。

二、癌症病人死亡的原因

下面，探讨癌症病人为什么会死亡这个问题。据美国的一项统计，癌症病人有一半以上是被吓死的。这方面可以举很多例子来说明。笔者在上海肿瘤医院工作的时候，有一天下午，送来一个病人，是自己的老病号介绍来的，一下车，十几个人用担架把病人抬到二楼，当时一问，这个病人是在肩部有个2cm的肿块，已经2年了，他当时根本不知道是癌，同一个车间的同事身上长了很多小瘤，害怕生癌，所以就陪他到医院去检查，检查下来，同事是正常的，是小的脂肪瘤。他说顺便帮他也检查一下，结果他是恶性的，是纤维肉瘤。当时他上午还在上班，陪同事去检查，一听到这个报告结果，他就不能动了,就要躺在担架上,用救护车送来,后来跟他做了思想工作,又帮他治疗,这个病人最终治愈了。这病人你如果不帮他解除思想负担的话,他是会吓死的。这些例子不止病人有,医生当中也有。在上海的一家医院,有个看肝癌的外科专家,有一次检查,发现他肝脏里有一个瘤,只有蚕豆大,他非常重视,立刻就做急诊手术,马上把它切除掉,以后医院又组织会诊,认为这个年轻有为的专家要特殊照顾治疗,化疗要加倍,结果一个多月就死亡了,实际上也是吓死的。这种照顾治疗有时会适得其反,化疗怎么能加倍呢?就是不治疗他也不会这么快死,才蚕豆那么大小的肿瘤怎么会一个月就死掉了呢?虽然肝癌是属于内脏癌症中最难治疗的一种,但他的寿命还不至于那么短。吓死的例子不止在中国,国外也有,有一位女病人实际得的是急性白血病,但她本人并不知情,出院时医生嘱咐她要注意休息,她外出旅游了一个多月,两个多月后回到医院复查时,一个护士告诉她:你得的实际是急性白血病,你怎么回来之后比原来还神气呢。听这么一说,这个病人马上就感觉不好了,当天就住进了医院,半个月后就死掉了。如果她不知道这个毛病反而可能没事,实际上她也是被吓死的。如果癌症病人首先不怕,那他的寿命可能就会延长,而且与疾病作斗争的力量也就越大。其次,是错误的治疗,美国的统计表明,1/3 的病人是由于错误的治疗而死亡,如何采取正确的处理方法,是我们所要关注的问题。其三,内脏衰竭死亡(内脏衰竭包括心力衰竭、肝衰竭、肾衰竭、肺衰竭等)。

因此,很多病人不是真正死于肿瘤、肿块本身,而是死于精神上的打击,死于错误或过度治疗。要想战胜癌症,必须树立坚强的意志。

三、攻克癌症的方法

怎样才能攻克癌症?攻克癌症要有标准,不能单一按照肿块的大小作为标准。在消灭肿瘤的同时,要使患者恢复健康。如果病人肿瘤消失了,他没有死,但只能躺在床上听命的话,这种生活很多人也不愿意,活着也没意思,所以我们希望在消灭肿瘤的同时,恢复健康,这是我们的标准。医生在治疗病人的时候,首先要确立一个观点,不要怕癌症。现在科学发展飞快,对人的本身了解有限,还属于幼儿时代。现在医疗界使用的材料是科学的,以解剖为基础,你在解剖的时候,就要接触尸体,但我们看的病人是活人,所以把从死人身上通过解剖得到的东西搬到活人身上有时是有问题的,用老百姓的话讲就是差一口气,而这口气你在解剖上是看不到的,这一点非常重要。我们人类是在亿万年当中进化来的,它非常完美的,高度自动化。得了病基本上都自己可以调节好,很多人是在几十年中都不看病的,全部是自己调节,调节不好,他就会生病。我们医生的任务就是协助他、帮他调节好。医学实际上有两大类,西医走的是替代方法,内脏不好了,帮他换一个。又如抗生素用在艾滋病病人身上最后没有用了,艾滋病病人很多是因感染而死亡,可见没有机体免疫系统的参与,抗生素也会失效。

所以我们要重视机体自身的力量。人体的调节功能非常强大。身体内至少有 50 种以上的抗癌物质,如致敏淋巴细胞,一个淋巴细胞就可以消灭 50~100 个癌细胞。其他的抗癌物质如环磷酸腺苷(简称 CAMP),在人体里面非常广泛,几乎每个细胞表面都有。环磷酸腺苷是前苏联科学家在 20 世纪 20 年代发现的,身体里一半以上的激素要通过这种物质对细胞起作用。20 世纪 40 年代,美国和英国至少有 200 个以上世界著名的科学家在研究环磷酸腺苷,发现它能够让癌细胞转化为正常细胞。环磷酸腺苷可以在实验室里制造,使用后对人体毫无副作用。因此,当时医学界认为攻破肿瘤有望。美国当时就向世界宣布,10 年左右在癌症治疗上将会有重大的突破。但是,在临床上使用这个物质以后,以失败告终。其原因:一是它在肿瘤组织内的浓度太低,全部平均分配了;二是半衰期太短,2 个小时就代谢掉了。其实之所以临床使用效果不满意,根本原因还是在于西医替代治疗的思路。如果我们能调动全身的力量来促使这个物质对细胞起作用,情况就会不一样。现在发现有十万分之一的晚期癌症病人,没有经过治疗可以痊愈。美国统计约有 300 余例,日本也有 300 余例。自愈的例子说明,靠身体自身力量是可以治愈癌症的。国外有个很典型的例子,一个 14 岁的小孩,他到医院里去检查,当时是发热,后来发现是急性白血病,医生就和其父母讲这个病很凶险,急性的,很快会死亡。小孩很聪明,大人讲话的时候他偷听到了,但他并不害怕,回家后和母亲讲要好好的休息,不要干扰他,母亲很着急,但休息是正常的。他在家想他现在的情况是病魔在侵犯他,他要活,他要消灭他,每天都这样想,反复想,这样就很舒服,每天的饭量也在增加,家人为此很开心,2 个月后去复查,医生说他已完全好了,没有经过任何治疗,这个说明意识可以使精神转变为物质。科学研究发现,当人身体非常旺盛的时候,淋巴细胞也非常旺盛,消灭癌细胞时表现得非常活跃。当人丧失信心,情绪低落时,体内细胞也就委靡不振,容易患上疾病。因此,要相信机体自己的抗癌力量,协助机体治疗癌症。许多研究表明,中医针灸可以调动人体的抗癌物质。笔者曾用切脉针灸治疗 1 例癌肿长

15cm 以上的晚期食管癌病人,结果其食管恢复正常,基本上使癌细胞转化为正常细胞,可以推测是人体自身抗癌物质在起作用,其浓度集中,作用时间越长,效果越明显。因此,攻克癌症要重视机体自身的抗癌能力,其他所有治疗均只是协助机体抗癌。

四、癌症治疗现状与展望

癌症是复杂的,癌细胞群不一样,发生部位也不一样,不可能用单一的灵丹妙药来解决,因此,治疗癌症,目前还没有什么灵丹妙药,只能通过研究,摸索出一套确实可行的方法来解决。

怎样攻克癌症? 要有战略目标和具体的步骤。笔者认为:一,要缓解症状,延长寿命;二,要进一步控制,缩小癌块;三,要恢复健康,消灭癌块。现在西医采用的手术、放疗和化疗三大疗法占据了抗肿瘤的主要力量,治愈了一部分病人,也解决了一部分病人的痛苦。但在这 3 个阶段中也会遇到很多的问题,即三大疗法如何配合的问题,即如何在放疗、化疗期间减少它的毒性,减缓病人痛苦,恢复正常生活。目前中医治疗癌症副作用很小,甚至连头发也不会掉。因此,如果三大疗法不能治疗的病人,可以用针灸、中药单独治疗。

目前笔者所采用的切脉针灸方法,来源于中医的经典书籍《黄帝内经》,能够使针灸从盲目性中脱离出来。但笔者强调人力切脉也有限度,需要我们不断地去摸索,将古老的中医学与现代科学相结合,推动切脉针灸更上一层楼,这样才能在治疗癌症方面发挥越来越大的作用,最终攻克癌症。

切脉针灸辅以中草药治癌之所以有成效,笔者想就是因为将中医的辨证论治结合西医的客观诊断,通过切脉有的放矢地进行确有成效的针灸,从而达到较好治疗的目的。

针灸中药和西医一样,至今并没有攻克癌症。究其原因,主要是因为在古代中医并没有肿瘤学专科,癌症混杂于内外科疾病中,虽然在历代名医医案中类似现代癌症的个案记载到处可见,但还谈不上攻癌。

近数百年来,自从有了西医的细胞病理学才诞生了肿瘤学,这是西医对世界医学的伟大贡献。但是针灸中药治癌至今仍不理想。中医治疗癌症病人一段时间,在患者胃纳睡眠良好自感无任何病痛时,中医师既认为此病人已治愈,但当患者去医院检查,结果往往是肿块比之前明显增大,西医的结论是"病情恶化了",或者经检查患者根本不是癌症,只是一般的内外科疾病,因而西医中有一种流行的看法:针灸中药治癌,"是癌治不好,治好不是癌"。

所以凡是想用针灸中药治疗癌症的医生必须首先熟悉现代肿瘤学,好好掌握现代医学对肿瘤病人的诊断和疗效标准,才能避免"徒劳无功"的现象。要治疗癌症,必须先要正确认识癌症。

现代医学界流行的看法是癌症就是肿块问题,就是癌细胞问题,治癌的目的就是解决癌块和癌细胞,其至出现经过治疗的癌症病人肿块是消失了,但病人没几天也死亡了,可仍作为治愈病例的文献报道。其实癌症是全身性疾病,癌块只是全身性疾病的局部表现,治疗癌症的目的应该是使病人完全恢复健康,同时也消灭癌块和癌细胞。

人是经过亿万年进化来的,因此是很完美的。病人虽然得了癌症,体内也同时存在至少200多种抗癌物质(现代科学已证明),只是抗癌物质的力量暂时小于癌症疾病而已。所以针灸中药治癌应该立足于依靠人体,辅助人休,充分发动体内的抗癌物质的作用,使其增强到消灭癌症,治愈癌症疾病。(图4-16~图4-21)

对于癌症,要从诊断到治疗始终贯彻中西医结合的方针。正确认识癌症给制服癌症开辟了广阔的道路。可是,要具体地认识某一癌症,还要靠正确的诊断,因为诊断是治疗的前提和依据。

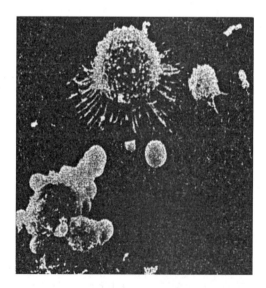

图4-16　捕捉癌细胞:淋巴细胞(白色小球)尚未发现癌细胞

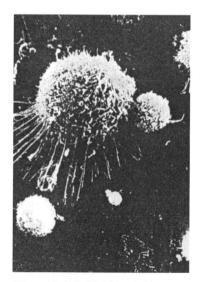

图4-17　当淋巴细胞(图中的白色小球)刚触及癌细胞时,癌细胞的触须便随之消失

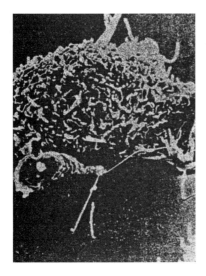

图 4-18　致命的吻：淋巴细胞立即伸出伪足

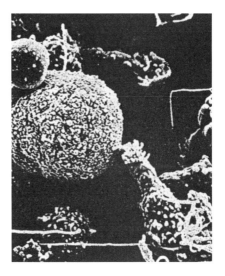

图 4-19　凶神倒下去了：淋巴细胞的伪足黏住癌细胞

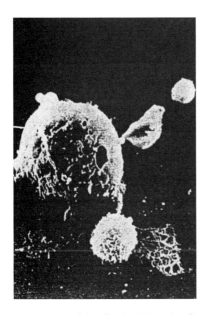

图 4-20　癌细胞受到淋巴细胞（白色小球）攻击后，只剩下一层膜了

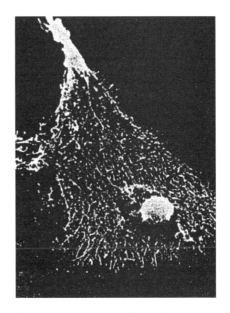

图 4-21　癌细胞被彻底摧毁后，它的蛋白质被分散成白色丝状物（图中白色小球）

　　要论诊断，西医运用同位素扫描、X 线透视和摄片、病理切片、化验等就可以明确断定是什么癌症，及其严重程度。为什么在针灸治癌中还要强调中西医结合诊断呢？这是因为西医只是主要诊断了癌症的局部情况，而癌症是一种全身性疾病，癌块又是全身性疾病的局部表现。人体得癌就会引起全身的

明显变化,特别是晚期癌症病人,往往不少部位伴有不同程度的病变,这些病变与癌块的变化相互联系、相互影响。如果只知癌块不知其他症状和人体"五脏六腑"的病变,自然很难全面掌握癌症的发生和发展规律。这就要同时运用中医诊断与西医诊断相互补充。

如有位病人腹壁有大小 7 个肿块,经西医诊断确定为腹壁广泛转移性癌,但没有查清有哪些内脏受影响。笔者就用中医的切脉等诊断方法发现病人在"关"、"尺"部也有病变。结合病人的体征进行分析,查清病人中焦、下焦阻塞,同时在"关"上还发现脾阳不足,"尺"上发现肾也受影响,这就使我们比较清楚地诊断出:与这位病人腹腔癌肿相联系地存在着三焦、脾、肾的病变,为针灸治癌施术指明了具体方向。

还有些症状,病人讲得出,而西医查不出,但借助中医的辨证,却可得到明确的诊断。如有些肺癌病人,浑身感觉有游走性疼痛,靠西医的仪器就无从下手了,中医则可断定属"风",肝风或属痹证所致,往往照此治疗就能立即收效。

在诊断中运用中医的切脉,结合望、闻、问诊还可以连续洞察病人癌症的变化。西医的拍片、化验等检查中有一定的时间间隔,而癌症病人,尤其是晚期癌症病人的病情却瞬息万变,需要及时了解,抓紧治疗,否则可能发生不良后果。运用切脉等法便可随时掌握病人的病变情况,弥补西医在这方面的不足。有些病人经过一段时间的针灸治疗后,再拍片检查,从片上看不出癌症有多大变化,但从他们的脉象中却可了解到癌症的变化,这就为准确及时地择定治疗提供了依据。顺便也应指出,目前的切脉诊断还有很大的主观性,初学者掌握它也较困难,今后如果能用仪器在一定程度上代替人的切脉来测定经络脉息的客观变化,就可使切脉诊断提高到新的水平,也更便于普及推广了。

针灸治癌在治疗中也必须重视对西医知识的运用。根据笔者体会,治疗癌症不能局限于传统的中医理论,古老的针灸疗法重"证"而忽视"块",也不能按西医的理论和疗法重"块"而忽视"证";把"块"与"证"割裂开来。要辩证地处理"块"与"证","块"与"证"既有区别又有联系,有相互对立,也会互相转化。譬如,疼痛是癌症病人的常见现象,是癌症之证。若疼痛继续发展,位置相对稳定,则疼痛部位很可能就出现转移灶,反之,疼痛减轻、消失,并保持一个相当时期,"块"就可能缩小以至消失。"块"也往往同样影响到"证"。"块"与"证"的这种相互转化决定了针灸治疗要立足于整体,正确处理好"块"与"证"的关系。

对于中西医结合的意义,其理解应该是广阔的,不能认为只是疗法上的并用。在实践中探索中西医理论上的结合、贯通,也是一个重要方面。当然在临床实践中,疗法上结合不可忽视,但这种结合不是简单的机械加法,更不是搞中医西医化,用西医解释或硬套中医,而是有机的结合。

1974 年笔者遇到一个左侧肺癌患者,放射治疗数月后,左侧肿块消失,却转移到了右侧。经 X 线检查,右下肺出现了 10 余个黄豆般转移灶,这说明西医的放射对癌细胞确有强大杀伤力,这是目前针灸无法比拟的,但放射没有从整体上解决问题。笔者根据切脉诊断,病人整体阴虚,肺经、大肠经、肾经多虚,就取穴内关、筑宾等以调整其阴虚,并取穴中府、太渊、曲池、太溪等为主进行总体调整,半年后,右下肺小结节阴影完全消失,X 线检查未见明显的转移灶,恢复工作。

又如,有些癌症用放射治疗效果较好,但放射初期往往因此伤气、伤阴,出现气滞、气郁,这时配合放射用针灸和中草药补气、理气、养阴,就能减轻副作用,提高疗效。放射中、后期采用针灸活血化瘀、养阴,也可起到较好治疗作用。有些化疗药物毒性较大,对于大部分晚期癌症病人不能取得满意疗效,如改为小剂量中医的穴位注射却可收到好的效果。可见坚持中西医结合就能弥补中、西医两法各自的局限性,体现出取长补短的原则。

癌症疾病是一个系统的一类疾病,不是单一的一种病,所以针灸中药医师攻癌时应立足于总体攻,别幻想发现一个灵丹妙药或一套特效穴位来解决所有癌症。

其实癌症是很多常见病及疑难杂症的综合,如肺癌往往同时伴有肺炎、气管炎、哮喘等呼吸系统疾病,如果肺癌转移到其他内脏或部位还会伴有其他系统的疾病。所以针灸中药医师应该首先掌握治疗常见病及疑难杂症的精华,再去研究治疗癌症。

攻癌的具体步骤一般来说可以分 3 个阶段进行:

1. 首先应缓解病人症状,延长病人生命,使患者能吃能睡,二便正常,无明显的病痛。这些只要医生能灵活应用治疗常见病的精华就能办到。

2. 然后在继续保持患者能正常生活的同时争取控制及缩小癌块,这就需要针灸中药医师能灵活应用中医理论的精华(如阴阳五行、脏腑经络、气血痰瘀)治疗疑难杂症的经验。这也是针灸中医治疗癌症成败的关键阶段。

3. 最后应使患者体内癌块、癌细胞彻底消灭,脏腑经络等转为正常,患者完全恢复健康,癌症治愈。

　　切脉针灸辅以中草药治癌是个新课题,现在只是探索的开始,还有许多未知数亟待深入研究。作者愿意同有志于此研究的医学同道,共同努力,用现代科学来研究针灸原理,从而为进一步研究经络实质,及用现代科学阐明中医理论,创造出中国独特的新医学打下良好的基础。

　　近年临床研究报道,切脉针灸对多种慢性疾病如支气管哮喘、冠心病、慢性鼻炎、失眠、类风湿关节炎、月经不调、高血压等,以及一些重症如鼻咽癌、肝癌、肺癌中晚期及其并发症,均有较满意的疗效。

　　切脉针灸通过切脉可了解掌握脏腑经络气血运行的变化以指导取穴,达到治病治本的目的;通过切脉辨证,可以了解病邪性质、疾病部位及病势的深浅,指导针灸手法及补泻原则,以克服针灸盲目性,明显提高疗效;切脉针灸取穴可解决针灸疲劳现象,次次有效,大大提高治疗疑难杂症的疗效;治疗过程中通过切脉还可以动态地观察针灸临床变化,对患者病情的转变心中有数,指导进一步治疗。切脉针灸是中医学的组成部分,其治疗思想亦如中医学一样是整体观,治疗不完全是针对病,更重要的是针对人,将人体看做一个整体,通过切脉针灸调节人的阴阳平衡。

　　切脉针灸使中医针灸重新立足于根本,使疗效大大提高,充分展示了针灸疗法的特色与优势。继续深入探讨切脉针灸,积累更多的临床经验,解决更多的疑难疾病,为广大患者解决问题,将能使中医的优势进一步发挥,振兴中华传统的医学。

第五章　讲座系列实况

第一讲　切脉针灸渊源

切脉针灸来源于《黄帝内经》,其中《灵枢》一部讲的全是针灸;而《素问》也有近一半讲的是针灸,但很可惜的是,后世的人多重中药而轻针灸。为什么切脉针灸没有很好地继承下来呢？ 笔者认为原因是很多的,其中有两点也是很重要的,一是古代两位切脉针灸大师的精华没有被很好地总结和继承,这两位就是扁鹊和华佗,笔者推测他们两位都是因为去世比较早,可能没有很好的弟子去继承发扬;二是切脉针灸的真谛必须有老师的亲手传递,否则很难得其精髓,因为《黄帝内经》言简意赅,具有很强的概括性和总结性,临床具体怎么运用,这是非常重要的。现在笔者感到针灸在某些疾病治疗领域疗效不显著,往往被许多临床医师所忽略,所以我们要抓紧时间来抢救针灸。笔者行医有50 年了,一直在研究针灸,特别是《黄帝内经》中的针灸,如何运用于临床,经过多年的反复实践和总结,就逐渐产生了切脉针灸。这是真正来源于《黄帝内经》的针灸,是《黄帝内经》理论的具体临床运用体现,也是经得起临床考验的针灸。因此,现在我们就要用切脉针灸来挽救针灸。要学好切脉针灸,分 3个阶段:第一就是必须先学好切脉,第二怎么样掌握好切脉这个诊断手段,第三就是如何用脉象来指导针灸,这些问题笔者以后都会一一讲到。今天主要讲如何学好切脉。

一要学好切脉,就必须先明白切脉的重要性和必要性。中医讲望闻问切四大诊断,要求每一样都要平均掌握,但笔者觉得这样在临床中是不太可能的,在临床中几乎每一位医家都会有所侧重,笔者主要是切脉,这也是经过反复摸索碰壁后总结出来的,因为治病最重要的是诊断准确,而切脉就解决了诊断准确的问题，切脉是对其他几种诊断的最后补充，具有灵敏性和特异性，掌握了切脉就能很好地辨证。现在很多人对切脉不够重视，认为切脉不科学，其实这是不对的，切脉从现代医学角度考虑，也是很科学的。脉象反映的是血管壁在指下的感觉，任何引起血管壁的变化，都会引起脉象的变化，血管壁受交感神经和副交感神经的控制，所以任何引起这两种神经的变化因素都会引起脉象的改变；其次从血管中的内容物来讲，凡是血管内容物的成分和浓度改变，都会引起血液的变化，按照流体力学原理，都会引起脉象的变化。另外，从全息理论来讲，脉象反映全身也是很有道理的。

　　二要明白切脉的部位。《黄帝内经》中讲全身切脉，分头颈、寸口和足部，12条经脉有12个部位，每一部位都有规定的穴位进行切脉。《难经》中讲独取寸口，使用方便，容易掌握。《伤寒论》中讲寸口为主，同时加入人迎和冲阳、太溪脉。笔者提倡用张仲景的方法，用的也是这种方法。很多时候我们单单依靠寸口脉难以明确诊断，加上其他脉象就可以补充诊断。比如人迎脉就是代表阳，那么在切寸口脉体会阳的时候，就要参考人迎脉，这样诊断人体阳的一面就不会出错了；太溪脉就是阴，同理，诊断寸口时就可以参考太溪脉。其次两手的脉象如果不一样，那就是左右不平衡；上下的脉象不一样，那就是上下不平衡。这样切脉就补充了单靠寸口脉去体会上下左右的不足，就比较容易诊断。这里有一个问题，古人总结脉象加起来差不多有100种，那如何从切脉中分辨出来？这个问题笔者也研究了很多，古代书籍没有给出答案。其实笔者是这样想的，脉象虽然很多种，但这些脉象都是人体生了疾病的时候，才会出现的，正常人是不会出现这么多脉象的，要不然这么多脉象出现在一起，如何掌握，所以只要你掌握了正常脉象，其他不正常的脉象也就好区别了。另外有一点，当我们切脉的时候，一定要找到脉象中最明显的特征，抓住最主要的表现，这样大的诊断方向就不容易出错。

　　三是要掌握切脉三要素，即有胃气、有根、有神。在了解这些之前，要先明白如何切脉？首先要体会总体脉，即手指接触脉搏之后，能感觉到的最明显的脉象是什么，然后再从轻到重，由重到轻，仔细体会其中的脉象变化；其次是寸关尺要分部体会，要结合脏腑和三焦来各自体会。明白了这些，那么什么脉象才是有胃气呢？它的表现就是脉象柔和，流利有力，如果这脉搏出现弦了、紧了、小了，就是胃气不行了；胃气很重要，从一个人出生后，就在化他的先天之本，而先天之本就需要后天的滋养，所以一个人如果胃气没有了，生命也就结束了。李东垣的《脾胃论》讲"脾胃为后天之本"，对调理脾胃很有方法，应该好好掌握。其次是要有根,有根的表现是寸口尺脉有力,沉取脉搏有力,根是人体的最重要的物质,就像一棵大树没有了根,也就无从谈起生长了。最后是有神,有神的表现是脉搏有活力,它和胃气的区别就是有神的表现主要是有力,有胃气的表现主要是柔和。掌握了三要素之后,及时要结合临床,在临床中摸索总结,进一步消化它。

切脉应如何体会脉搏? 应该注意三点:一是医生切脉时要保持平静,不要有任何杂念,要静下心来;二是手指要柔和,不能用蛮力,平时要多加训练,提高手指的灵敏性;三是切脉时第一个感觉最重要,一下子抓住主要脉象,当然有些脉象也要仔细体会。总而言之,学习切脉要从简而繁,紧密结合临床,逐步掌握。

第二讲　临证答疑

一、肿瘤的病机为气滞血瘀,痰凝,湿毒互结,但在治疗过程中用理气活血化痰、清热解毒的方法,效果不尽如人意,为什么?

第一,肿瘤的病因要从六淫、七情、饮食情绪上考虑,产生的病机才是气滞、血瘀、痰凝、癌毒等,当然这些病理产物反过来又会成为病因,进一步影响肿瘤的发展。一般来讲,肿瘤的发生多是各种混合因素相互影响所致,只是不同的肿瘤侧重点不同。第二,如何治疗? 从何入手? 一般来讲,首先要从八纲入手,即阴阳表里寒热虚实,这是一个大方向问题,只要方向正确,效果多少会有,是多是少,这要看辨证,辨证明确,效果就好。比如血瘀,要辨清到底是哪个脏腑血瘀,哪条经络血瘀,要辨证清楚,而且所用的药物也会进内脏,归经不同,针灸也是这样。另外辨证中包括部位辨证、三焦辨证,以及化痰化瘀,都要仔细考虑。第三要考虑肿瘤出路问题,当肿瘤经治疗化为痰瘀毒湿时,成了人体内的垃圾,如何处理,这是一个很重要的问题。比如肺癌,可以通过咳嗽咳出;肠癌和胃癌可以通过呕吐和大便排出;但肝癌就比较困难了,它要通过胆管和血管排出体外,所以治疗时要一步一步来,不能操之过急,否则适得其反。第四,肿瘤的治疗要有总体思路和规划,就好像进行一场大的战役,要有一个总体战略思想,其中又分很多的局部战争,分部进行治疗。

二、针灸减肥有没有特效穴?

只要你辨证准确,效果很好。笔者有很多病人在治疗其他疾病的时候,往往就会伴随减肥效果。因为只要人体处于一个正常的自然状态,身体各方面就会达到最好。减肥的特效方法:第一,在耳垂的后边缘放置2~3个小针,1~2周之后,可以减轻2kg左右;第二,特效穴有梁丘、天枢、丰隆,采用泻法。

三、在临床实践中遇到这样的一个问题,腹部脂肪肉瘤在使用围针的过程中,为什么一开始效果明显,后来越来越差?

只采用围针的方法来治疗肿瘤,当然不够,这只是其中一个方法,局部治疗很重要,但还是要从整体辨证治疗才会彻底治愈肿瘤。

四、对于肝硬化腹水、肝癌腹水等辨证属于阴虚证的,在治疗时常常面临利水却伤阴,养阴而又有腹水的矛盾,应如何治疗?

腹水的治疗,关键还是要辨证处理,审因论治,但是也有特效穴,水道、水分还可以加上三阴交;同时要注意通二便,尽量使二便正常。

五、如何切脉?

切脉主要就是辨证的问题。

第一,结合八纲辨证,即浮主表,沉主里,迟主寒,数主热,大脉(洪)主实,小脉(细)主虚,表热数属阳,沉迟细属阴。至于各种脉象里又分为多种不同的混合脉,要结合临床,层层深入,从简单入手。

第二,脏腑辨证。通过脉诊可以诊断脏腑的病变,对于寸口脉的分部分类认识如何体会,比如左心肝肾,右肺脾肾,以及六腑的分部? 可以通过浮沉脉来辨别。比如心和小肠,左寸浮取属小肠,沉取属心。但历代医家对脏腑分部分类认识有所不同,其中大小肠的配属问题就是一个争议,有人把它归于心和肺,因为表里相关;也有人把它归于双侧肾,因为它的部位在人体的下部。其实这两种说法都是有道理的,主要是它们的侧重点不同:从部位来讲,大小肠是在下焦,体会它的病灶部位要在尺脉;但体会它的气却在寸脉。如何体会它的病灶部位,这就好像流水冲击河里的一块岩石一样,会有波浪感,这就在尺脉部位体会;但反映它的气虚气实就要在寸脉部位。

第三,经络辨证。这个问题笔者也在进一步思考,如何清楚表达经络辨证? 经络和脏腑相关,但又不同。脉沉弦紧和沉弦散属肝的虚实;浮弦紧和浮弦散属胆的虚实;浮而数和浮而细属心的虚实;洪大而紧和大而无力属小肠的虚实;缓而大和缓而无力属脾的虚实;浮长而滑和浮长而涩属胃的虚实;浮而短涩有力和浮而短涩无力属肺的虚实;浮短而滑和浮短而微属大肠的虚实;沉而细滑和沉而细软属肾的虚实;沉而洪滑和沉而涩属膀胱的虚实;洪散而急和伏散属三焦的虚实;细长有力和细长无力属心包的虚实。

六、脏腑的虚实调整如何取穴？

在讲虚实补泻之前,先来讲一下整体的针灸原则。大体来说,补用金针,泻用银针;补的针刺浅,泻的针刺深;补的用细针,泻的用粗针;补的随着经络方向,泻的逆着经络方向;泻还可以用放血,补的可以用灸法。

大肠:虚取天枢、合谷;实取大肠俞、合谷。

肺:虚取中府、太渊;实取肺俞、太渊。

小肠:虚取关元、腕骨;实取小肠俞、腕骨。

心:虚取巨阙、腕骨;实取心俞、神门。

胃:虚取中脘、冲阳;实取胃俞、冲阳。

脾:虚取章门、太白;实取脾俞、太白。

胆:虚取日月、丘墟;实取胆俞、丘墟。

肝:虚取期门、太冲;实取肝俞、太冲。

膀胱:虚取中极、京骨;实取膀胱俞、京骨。

肾:虚取京门、太溪;实取肾俞、太溪。

三焦:虚取石门、阳池;实取三焦俞、阳池。

肾:虚取京门、太溪;实取肾俞、太溪。

一般来讲,补穴多用脏腑募穴;泻穴多用背俞穴。

经络补泻方面:

肺经:虚取太渊、经渠;实取尺泽、孔最。

大肠经:虚取曲池、商阳;实取二间、温溜。

心经:虚取少冲、少府;实取神门、阴郄。

小肠经:虚取后溪、阳谷;实取小海、养老。

肝经:虚取曲泉、大敦;实取行间、中都。

胆经:虚取侠溪、足临泣;实取阳辅、外丘。

脾经:虚取大都、太白(多用三阴交取代);实取商丘、地机。

胃经:虚取解溪、足三里;实取厉兑、梁丘。

肾经:虚取复溜、阴谷;实取涌泉、水泉。

膀胱经:虚取至阴、通谷;实取束骨、金门。

心包经:虚取中冲、劳宫(多用内关取代);实取大陵、郄门。

三焦经:虚取中渚、支沟(补阳多用三阳络);实取天井、会宗。

一般来讲,脏腑的虚实和经络的虚实多是相关的,但是肿瘤病人比较复杂。大体的原则就是先补后泻,先上后下,先腑后脏,先阳后阴。比如调阳经的时候,可以先打百会,发动全身的阳经,激发阳气,其实针刺时第一针很重要,是人体的总开关,是子午流注针法的灵活运用。学习脉诊,关键还在于灵活运用,要紧密结合临床。

第三讲 病案讨论

韩某,女,46岁,患者2005年开始出现规律性阵发性出汗,一天7~9次,每次出汗前有面红、心烦、发热等症状,出汗以上半身为多,尤以头面部为甚,每次出汗头如水洗,持续20~30分钟,要以风扇或空调猛吹,病人才感稍舒服,过后全身衣服湿透,床被皆湿,病人却未有其他明显不适,夜间和白天一样出汗,眠差,夜间患者畏冷,夏天仍盖两床被;发病几年来,患者曾到多家医院就治,所做检查多显示未有明显异常;中药针灸和西药都曾服用,效果却不明显。患者昨日上午来求治,给予针灸,针灸时患者正好出汗,立即施针,针刺完患者汗止,出汗时间仅有5分钟,留针30分钟后,出针,患者出汗量明显好转,衣服及床被皆干。患者反应良好,随即于第二日再来针灸,针完患者保持4小时未出汗,据患者反应,发病4年来,未曾有4小时不出汗。

笔者:这个病西医诊断为自主神经功能紊乱,迷走神经兴奋,西药基本上没有什么特效药;中医的治疗关键在于诊断,诊断可以有很多种,都可以讲得通,因为中医是一个太极,一个圆。但检验诊断的方法只有一个,那就是临床疗效。所以治疗疾病关键在于诊断,七分诊断,三分治疗。笔者认为中医诊断的核心在于脉诊。这个病人,她的寸脉浮取稍大,重按无力,说明上面有火,而且病人出汗时一派热象,但她的脉象无力,说明热是假热,是卫气虚、阳气虚;尺脉表现无力,特别是重按无力,说明下半身为阴虚,病人上下不一致,治疗应仔细考虑如何补阴补阳。所以治疗方面,上半身应以补阳补气,阳明经为主,而且面部以阳明经为主;下半身阴虚应以足少阴肾经为主,肾主阴液。抓住这两条经,适当运用补泻,就能解决患者症状。通过这两天的针灸,也说明了这个诊断基本上是正确的。其实对于综合性疾病的治疗,中医应优于西医,因为西医的治疗针对性比较强,而复杂疾病的治疗却很难,往往药物运用相互作用,形成很多医源性的疾病;中医这方面就很有优势,中药和针灸都可以通过调节全身以达到治疗疾病的目的。

总的来说,针灸的作用可能快于中药,中药要经过肠胃的吸收后才能起作用,但二者应该结合起来运用。作为一名中医师,应该对针灸有所了解。《黄帝内经》中有一大半都是在谈针灸,《伤寒论》中也有 48 条条文在谈针灸治疗。其实张仲景也是一名针灸大师,但他为什么没有写一本关于切脉针灸的书呢? 笔者考虑原因可能有两方面,一是中药相对于针灸来讲可能容易掌握,更适于推广;二是限于当时历史条件,针具的制造和普及有困难,也可能写过切脉针灸的书籍而失传了。

中药开方应如何结合病证,如何评价一张药方? 中药开方要考虑很多的辨证,一般来讲,简单的病辨证也比较简单,复杂的病辨证往往也很复杂,所以开的药方要充分考虑多个辨证。评价一个药方,要考虑以下几个方面:一是是否符合八纲辨证,阴阳寒热,虚实表里;二是是否符合脏腑辨证;三是是否符合经络辨证;四是是否符合三焦辨证;五是要有部位辨证,即用药要到具体部位;六是要结合病因辨证,最后还要考虑结合症状处理。当然了,不是每个病人都要有这么多的辨证,要结合实际情况。如何评价药方,就要看这几个方面,一般来说,一张药方包括的辨证越多,往往越有效,临床实践证明也是这样。古代医家孙思邈在其著作中,有很多大方,包括几十味药,很多人不怎么理解,其实你只要从上面几个方面分析,就会豁然开朗。

如何把握切脉? 脉的诊断要由浅入深,在实践中体会。《黄帝内经》中对切脉针灸早就描述得很清楚了,只是两千年来却没有人去运用,原因是临床运用难度大,理论和实践不容易结合,《黄帝内经》中讲的概括性又太强。笔者就是把《黄帝内经》理论具体化,和临床结合了起来。当然这个过程也是付出了很多心血的,因为脉搏会随着每一针的刺入而产生变化,如何把握这个变化,使这个变化朝着有利的方面转化,这就是问题的关键。笔者一开始针灸时都是扎一针,切一下脉,看脉象有何变化;正确了,就总结经验;没有效,就立即改正,这是一个十分艰难的过程,而且这种探索性的工作,没有前人做过,没有经验可以借鉴,都是一步步摸索出来的。经过长期的临床探索总结,才形成了今天的切脉针灸。现在笔者对病人一般是切过脉之后,就会有一个总体的认识,怎么样针灸、调经,针后脉象有何变化,心中基本上十分明了。

如何把切脉和针灸结合起来? 切脉可不可以用来指导开药? 通过脉象可以明确诊断,然后用来指导针灸,同时通过针灸的反作用,又会影响到脉象、切脉、施针,如此反复,通过二者的相互反馈,用脉象来指导针灸,再用针灸来影响脉象。其实切脉也可以和中药结合起来,用来指导中药。我国古代和现代很多名医都是切脉高手,他们往往通过切脉就可以开药。切脉指导中药和指导针灸,原理上是一样的,只是相对而言,针灸反应较快,针后脉象立即变化;

而中药则要通过吸收后才能影响到脉象。作为一名针灸医生,对于针灸治病,必须要有立竿见影的效果;中药也要有把握,每付药后病人有什么样的变化,几付药病人可以好转,心中都要有数。

多汗病是一个和全身脏腑密切相关的疾病,脏腑功能紊乱,但是调节脏腑功能,要通过经络,如何调节,这就要根据辨证;中医诊断要结合望闻问切,但具体到很多医家,都会有所专长。切脉就是通过寸口脉,再加入迎脉、太溪脉和趺阳脉来诊断疾病。此外,舌象的精确度比脉象要差一点,而且有延迟性,很多疾病舌象不一定会有明显的变化。其实舌象更多用于胃肠方面的疾病,因为舌苔本身就是胃肠黏膜的反映;还有一点就是舌象比较直观,可以看到,用起来比较方便。当然有些疾病在舌象上某个位置会有特殊反应部位,这是经过临床证明的,有机会讲给大家。另外,切脉针灸比较难掌握,那么大家可以先采用望舌针灸的方法。

很多老年性患者,由于他们的血管退化,多伴有动脉粥样硬化,所以他们的脉象表现一般来讲都是弦或滑,从中医的角度怎么分析这种现象?

脉象是人体的一个缩影,和现代全息理论有点相似。中医讲脉是由三部分组成——有胃、有神、有根,其中有胃气的表现就是应指和缓、柔和、流利,而老年人的胃气功能多有衰减,所以脉象表现多失柔和。一个人有先天之本和后天之本,从一出生,便开始化先天之本,所以先天之本需要后天之本的补给,而老年人一旦后天之本衰退,生命便会衰老。所以,如果使老年人脉象柔和了,有胃气了,就会增加他的寿命。脉象如何和现代医学结合起来,很值得大家思考。

治疗肿瘤的一些体会。

肿瘤对人类的危害太大了,每年死于肿瘤的病人很多,而西医对治疗肿瘤由于思维上的局限,一定程度上目前仍不能完全攻克癌症。这就要发挥我们中医的作用了,特别是针灸的作用。针灸的作用太大了,但是我们很多临床医师却不重视它。另外作为一名肿瘤医生,你要熟悉中医的全部精华理论,缺一不可,因为肿瘤的病机太复杂了;另外笔者觉得胃肠癌和肝癌相比起来,胃肠癌要好治一点,因为它有出路,它可以通过人体的通道排泄出去,而肝癌就比较困难,因为它没有出路,所以即使你把癌块化掉了,化成了脓水,但它没法排出去,留在体内,同样很麻烦。笔者以前治疗过一个肝癌患者,经过一段时间治疗,他的病情正在一步步好转,突然有一天就开始高热不退,肝区疼痛难止,当时考虑是一个炎症吸收热,却没有什么好办法,最后采用了一个偏方,用

1 只活的乌龟,把它网住,按在病人的肝区,病人疼痛就有所减轻,这样过了一段时间,病人的肝区出现了一个乳头样的东西,用针挑破,流出很多脓水,结果病人发热就止住了,病情也好转了。这个病人很幸运,他通过皮肤把脓水排泄了出来,但是一般来讲,往往要通过胆管和血液才能消掉这些垃圾。所以说治疗肝癌,要稳,要一步一步来治疗,要一点一点化掉肿块。另外,作为一名肿瘤医生,要求应比较高,要会治疗癌症,就必须学好治疗一般性疾病,而且一定要精。比如治疗肝癌,就需要会治肝炎、肝硬化、肝腹水等一系列疾病,这样治癌症才会有把握。

中医治肿瘤应从哪里入手? 中医的治疗应从缓解症状入手,这和西医就会有矛盾,西医不论是化疗也好、放疗也好,它只管去杀死癌细胞,却不管病人的症状;而中医就是要缓解病人的症状,让病人感觉舒服,其实病人的感觉也是一个很重要的反映,人体本来就是一个机体,一个精密仪器,综合反映出来的就是病人的感觉,但是问题就是当你缓解了病人的症状后,如何进行下一步的深入治疗,这就是问题的关键了。所以攻克癌症,需要中医的精华理论,还需要结合西医的各种检查,更重要的是要加上针灸,笔者坚信,中医在攻克癌症方面大有作为,希望大家努力,共同完成这个任务。

第四讲　治未病与养生

治未病与养生现在越来越受到人们的重视,《黄帝内经》云:"上工治未病。"怎样从中医的角度去谈治未病及养生? 从以下几方面阐述。

(一) 气的养生

谈到养生,很多人首先会想到营养品,其实最重要的不是吃,而是空气,如果没有空气,人很快就会死亡。养生最重要的是怎样去注意气,即气的养生。我们呼吸用的肺,一辈子只用到 10%,90% 没有使用,所以要加强肺的使用率,这样才达到气的养生,寿命才可以延长。如何加强肺的使用率呢?

第一,平时要多做深呼吸,这个深呼吸要慢,不要太快,要自然。平时怎么加强呢? 就在走路、坐着休息或乘汽车时,都可以慢慢地深呼吸,这个时候肺的使用率就提高 10%。在中国,对气的使用、保健有一套专门的研究,那就是气功。气功就是训练呼吸,就是提高肺的使用率。但是有一点要注意,要到空气新鲜的地方,如到海边、森林、花园里去做一些深呼吸。

第二,利用自然界来进行气的养生,如在海边、森林里。这些地方会产生负离子,负离子对人的健康很重要,但负离子存在的时间很短,在海边海浪冲击时产生的负离子,或在森林里树木所释放的负离子时间都不长,一般只有20秒,所以要常去这些地方。

第三,要注意个人的身体特质,如果缺阳(阳虚),就需要多晒太阳,晒的时候尽量不晒头,可将双手掌心对着太阳晒,此时会感到有一股气透过手掌心传到身体,这就是补阳气;如果缺阴,要对着月亮看,此为滋阴气。还有在爬楼梯时,人要向前倾斜,这样才不会岔气,也比较不会累。

(二) 水的养生

气下来是水。人在出生后婴儿这段时期,身体水分的含量是70%,随着年龄的增长,水的含量就逐渐减少,到了年老过世之前,身体内水的含量只剩下45%左右。如何保持身体的水分,也是重要的养生方法之一。只要注意保持身体里面的水分,寿命就会延长。日本曾风行过一种养生的方法,即每天喝8杯水。晚上醒来时,觉得口干舌燥,是因为晚上及半夜是身体较缺水的时候,所以当晚上醒来时,喝一口水,补充水分。每人一天至少要喝2~3杯水,除了促进新陈代谢外,还可将身体的废物排出。水有很多种,对人体健康最好的是泉水,因含有微量元素,还有天落水,也就是雨水,必须是干净的雨水,其实最好的水是雪水,雪水里含有双氧氢,其氧氢跟正常的不一样,对人体特别好,可治很多疾病。水不仅是喝,人体皮肤也需要,要多洗澡,皮肤可吸收水分,洗澡少的人皮肤就缺水。平时在洗手时,可顺便用水弄湿脸,增加脸部皮肤的水分。

(三) 吃的养生

首先不要偏食,每样食物都吃一点。年纪愈大,素的食物要增加,荤的食物要愈来愈少。荤的食物含有动物性蛋白,它也是人体所需要的,所以小孩在发育期间荤食可多吃一点,等发育完成后,也就是中年以上,荤食要减少,素食要增加。

另外还有一养生的方法,当闭嘴时用舌头舔住上腭,这时会分泌唾液,当唾液充满口腔时,再慢慢地把它咽下去。科学发现,唾液中有很多微量元素及酶,都是人体所需的。平时不吃东西的时候,分泌出来的涎液价值最高,所以这个动作在平时不讲话的时候可以经常做,此动作起源于道教的圣水功,常做可预防糖尿病,轻的糖尿病还可以治好。

平时还可以做收缩肛门的动作,每天做2~3次,每次收缩10~30次,可疏通督脉、任脉,调整身体的气向上,不然气经常向下,人就容易软下来。经常做这个动作,还可预防痔疮,但要注意一点,便秘的人不太合适,需先治好便秘,大便正常了,才能做这个动作,这也是平时养生的一种方法。

我们每人有两个很重要的东西,一是先天,先天资本,一是后天,后天资本。先天资本就是肾,人从生下来后,就在用先天,先天资本一直在消耗,所以到了中年后,先天资本比较少,就要靠后天资本。所以人出生后就要保护后天资本,后天资本就是脾胃,所以保护脾胃很重要。所以健康人要注意脾胃后天资本的保护,病人更要注意脾胃。

(四)心态及情绪的养生

养生里有一个非常重要的是心态问题,要保持一个正常的心态,佛教里有句话:"人老,心老矣。"心态非常重要,可影响健康与生命。有时候保护性医疗措施还是需要的,要根据病人的状态及心态来讲话。在近20年中,日本统计有300例,美国也有300例,自己好起来的晚期癌症病人,没经过任何的治疗。怎样保持心态,中国有句老话:"知足者常乐。"所以和气可以长寿,态度好的病人也会长寿。

(五)如何避免慢性疲劳症

谈到慢性疲劳症,有时无法避免,工作负荷超支,晚上睡觉较少,开夜车,在透支的情况下,就产生了疲劳,怎样解决呢?利用每天短暂的时间想法休息,就是休息5分钟或10分钟也好,对于疲劳症有很大的帮助。不管在坐车、工作,只要抽出10分钟时间,静下来或打磕睡或睡个10分钟来休息,就不会感觉那么疲劳。

(六)如何延长10~20年的寿命

1. 经络的检测及调整 除上所述,还需要预防内脏衰竭。特别是中年以上,老年就更重要。内脏衰竭、功能低下,经络都会有反应,掌握经络的检测及调整,就可长寿。中医治疗,是做身体的调整,如从经络这方面调整,至少可延长寿命,甚至治好疾病。

2. 睡眠及排便 要调整好睡眠及排便。据统计,每天睡5~7小时的人最长寿,所以睡眠质量要好,睡5~7小时就足够。做梦是头脑里一部分在起作用,平时没运用,睡觉时在运用,所以老年痴呆症的预防还是做梦。当然,做噩梦是例外,常做噩梦表示内脏有问题,就需要调整治疗。一般睡眠要顺其自然,想睡就睡,不想睡就不要睡。当然最好是晚上11点前要睡觉,因为这段时间是人体修护最好的时间,也是人体免疫功能最好的时间。

大小便方面,特别是大便,要重视,要保持大便通畅,最好每天1次。没有正常大便的习惯的人,要想办法调整,首先每天喝3杯水,不行的话,就吃通便的饮食、水果(如大便不通畅,苹果不要吃)。吃适当的油,特别是麻油,再不行老年人可吃麻仁丸。再不行,可用少量番泻叶泡茶喝,它的优点是增加肠蠕动,不影响肠胃的黏膜,再不行就要找医生。小便方面,只要多喝水,小便就可通畅了。如保持睡眠及排便的正常,寿命就可以延长。

3. 西药不要乱吃 现在美国发现 45% 的人是医源性疾病,实际上是吃西药吃出来的,是化学药品引起的。

4. 补品及食物 一般来说,五谷及菌类,可提高免疫力,对脾胃也有好处,灵芝便属于这一类,现灵芝常用于保健、抗癌,以提高免疫力。中国古代一些进补的方法要吸取,一般进补在冬天,夏天不赞成太补,也要根据每个人的情况进补。阴虚:冬天可吃甲鱼、龟肉、龟苓膏(中医称神阴:乌龟);阳虚:鹿角、鹿茸(神阳:梅花鹿);气不足:人参(补气);阴阳两虚:冬虫夏草;月经、气管不好:白木耳、杏仁;肾亏:黑木耳、黑枣、芝麻;贫血:红枣、赤豆;心脏不好:莲心;气滞:鲜藕或藕粉、丝瓜、萝卜、冬瓜、西瓜,包括糯米。糯米对肠胃的蠕动较好,平时煮饭时可放点糯米(放 1/3 或一半)。还有以脏补脏,哪个内脏有毛病就吃哪个脏,肝病吃肝,胃病吃胃,肠病就吃肠。

(七) 经络的运动

运动员的寿命并不长,因为他们的运动是锻炼肌肉、骨骼,内脏有时会消耗过度,所以中国的传统运动方式利于长寿,像太极拳是锻炼经络的。所以凡是符合经络的锻炼,都可以使人长寿健康,像各种气功、武术。所以老年人要做一些经络运动,不想动的可以静坐冥想,想动的可以打太极拳、骑自行车、游泳、散步,散步时可以深呼吸,在空旷的地方可以倒走。

(八) 佩戴首饰

首饰里的金是补,银、白金是泻,先弄清自己的补泻,是虚是实后,再选择适合的首饰佩戴,这跟健康有关,包括戒指、脚链,可以吸收人体不良的讯息。

(九) 按摩手指

按摩手指、捏手指可以活动经络。